病种价格再造

陈颖◎著

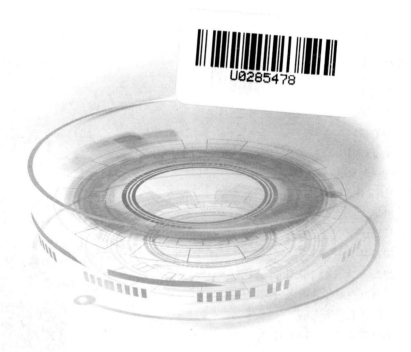

U0285478

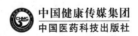
中国健康传媒集团
中国医药科技出版社

内 容 提 要

　　本书总结了近年来国内外医疗服务定价的研究成果，考虑数据治理的要求，设计了医疗服务定价研究框架，全面阐述了研究方法。本书集先进性、实用性和时效性为一体，将医疗服务定价的基础、方法和模型进行了系统梳理，运用通俗易懂的语言，采用主流的方法和工具，尽量简化复杂的理论阐述。希望能为读者提供一本可读性强、可用性强的著作。

图书在版编目（CIP）数据

病种价格再造 / 陈颖著 . —北京：中国医药科技出版社，2022.3
ISBN 978-7-5214-3001-1

Ⅰ . ①病… Ⅱ . ①陈… Ⅲ . ①医疗卫生服务—定价—研究—世界 Ⅳ . ① R199.1

中国版本图书馆 CIP 数据核字（2022）第 016135 号

美术编辑　陈君杞
版式设计　也　在

出版　**中国健康传媒集团** | 中国医药科技出版社
地址　北京市海淀区文慧园北路甲 22 号
邮编　100082
电话　发行：010-62227427　邮购：010-62236938
网址　www.cmstp.com
规格　710×1000mm $\frac{1}{16}$
印张　14 $\frac{1}{4}$
字数　317 千字
版次　2022 年 3 月第 1 版
印次　2022 年 3 月第 1 次印刷
印刷　三河市万龙印装有限公司
经销　全国各地新华书店
书号　ISBN 978-7-5214-3001-1
定价　**68.00 元**

获取新书信息、投稿、为图书纠错，请扫码联系我们。

前言

《中共中央关于制定国民经济和社会发展第十四个五年规划和二〇三五年远景目标的建议》中提出：全面推进健康中国建设，把保障人民健康放在优先发展的战略位置，深入实施健康中国行动，坚持基本医疗卫生事业公益属性，深化医药卫生体制改革，加强公立医院建设和管理考核。2021 年，国务院办公厅《关于推动公立医院高质量发展的意见》（国办发〔2021〕18 号）提出要建立健全适应经济社会发展、更好发挥政府作用、医疗机构充分参与、体现技术劳务价值的医疗服务价格形成机制。国家发展和改革委员会、人力资源和社会保障部、国家卫生健康委员会、国家医疗保障局等中央部门，在继承前期工作的基础上，纷纷推动医疗服务价格改革，逐步扩大按病种收费范围，合理确定具体病种和收费标准，扎实做好按病种收付费衔接。

源于上述深厚的时代背景和党中央、国务院鲜明的政策方向，医疗服务定价的研究也成为学术界炙手可热的主题。笔者积极开展前瞻性研究，所立课题得到了国家有关部门的高度重视，得到了国家社会科学基金（批准号 19AGL031）支持。经过近 3 年的研究，笔者将研究成果写成了《病种价格再造》一书。本书总结了近年来国内外医疗服务定价的研究成果，考虑数据治理的要求设计了医疗服务定价研究框架，全面阐述了研究方法。在实证研究方面，主要对病种成本核算结果进行了结构分析和对比分析，通过主因素分析和决策树模型对医疗服务定价进行了系统研究。在医疗服务价格动态调整方面，结合多方博弈理论，对政府、医保、医院和患者多方相关利益者在医疗服务定价中的行为分析，寻找定价的最优策略和平衡点。数据治理是实现病种成本核算和定价的基础，也是本研究关注的重点内容。著作从管理机制、定价基本方法、定价基本模型及研究启示等方面做了全面总结。

本书集先进性、实用性和时效性为一体，将医疗服务定价的基础、方法和模型进行了系统梳理，运用通俗易懂的语言，采用主流的方法和工具，尽量简化复杂的理论阐述，希望能为读者提供一本可读性强、可用性强的著作。本书具有以下特点：

一是具有较高的学术水平。本书在逻辑体系方面较为完整和严谨。通过对本研究相关的内容进行系统的文献综述，并在文献综述的基础上准确定位问题。结合医疗服务定价的政策要求，提出以成本为基础的定价方案，从静态形成和动态调整两个方面探讨合理的医疗服务价格形成的路径。

二是具有一定的前瞻性。当今新医改工作正深入医疗行业的各个领域，医疗服务价格改革是新医改的重要组成部分，如何理顺医疗服务价格，形成灵敏有效的医疗服务价格形成机制是当下面临的新课题。医疗服务价格形成不仅受到药耗市场、人力资源市场物价水平影响，还受政府、医保、医疗机构和患者多方博弈的深远影响。因此，医疗服务定价研究具有很强时代性，研究难度大，值得百家争鸣。

三是在技术方面上具有优势。著作以医疗服务价格形成为研究主题，以病种价格形成为切入点，综合运用统计学方法、博弈论、结构方程和决策树等工具及模型，探索病种成本形成机制和动态调整规律。实践先进的病种成本核算方法——依据临床路径基于成本发生地的成本核算方法，对不同地区不同病种进行试点测算，通过主因素分析寻找影响价格的重要原因，为价格形成提供指导性参考。

四是具有较强的实用性。对于政府和医保部门，可参考医疗服务定价思路，在未来的定价调价中，逐步调整为以成本为基础。对医疗机构而言，可以参考借鉴本书病种成本核算方法，加强医院管理，争取医疗服务议价权做好准备，促进医院高质量发展。对于相关领域研究人员，可以系统全面地了解医疗服务定价相关研究情况、研究思路，并借鉴本书的研究工具和方法。

五是理论性适中。本书深入浅出地对医疗服务定价这一学术性问题从政策背景、文献研究情况等方面进行了阐述。运用主流的分析模型和方法进行实证研究，语言通俗易懂，理论性适中，适合大众阅读。

全书共八章，在本书写作过程中，得到了许多专家的关心、支持和帮助。

专家们提出了许多具体的修改建议，在本书付印之际，我们对审定专家和所有参与课题研究的专家表示诚挚的谢意。

由于医疗服务定价在深化医药卫生体制改革中的重要性日益突出，可以预见，深化医药卫生体制改革的研究，将成为卫生经济研究中的一个新热点。但由于此类研究刚刚开始深入，研究体系尚不成熟，数据方法、模型机构等具体内容可能还存在不足，恳请各位专家和读者批评指正。

陈颖

2021 年 9 月

目　录

1 医疗服务定价研究概述

2 医疗服务定价 研究设计

3 医疗服务定价 研究方法

4　病种成本实证分析

5　医疗服务定价模型实证分析

推进改革措施：
价格动态调整

7 医疗服务定价数据治理实践

结语

一、医疗服务合理定价是公立医院高质量发展的要求

（一）医疗服务合理定价推动公立医院高质量发展

2021 年,《关于推动公立医院高质量发展的意见》(国办发 [2021] 18 号) 提出要建立健全适应经济社会发展、更好发挥政府作用、医疗机构充分参与、体现技术劳务价值的医疗服务价格形成机制。在医疗卫生体制深化改革的过程中, 为了推动医疗服务价格改革, 国家适时出台了一系列政策文件。这些文件的落实, 为医疗服务价格形成机制做了铺垫, 为医院推动临床路径建设、加强运营管理、提高发展质量奠定了基础。

2016 年国务院和国家发展改革委等出台的《关于印发推进医疗服务价格改革的意见》(发改价格 [2016] 1431 号) 中提出, 我国现阶段医疗服务价格体系尚未理顺, 价格行为有待进一步规范。各地要按照 "总量控制、结构调整、有升有降、逐步到位" 的原则, 统筹考虑各方面承受能力, 合理制定和调整医疗服务价格。2017 年《关于推进按病种收费工作的通知》(发改价格 [2017] 68 号), 文件要求深入推进按病种收费改革工作, "逐步扩大按病种收费范围, 合理确定具体病种和收费标准, 扎实做好按病种收付费衔接工作, 认真落实各项

改革政策",并公布了320种病种目录。同年,国务院办公厅《关于进一步深化基本医疗保险支付方式改革的指导意见》(国办发〔2017〕55号)提出"重点推行按病种付费",并"开展按疾病诊断相关分组付费试点"。2018年人社部《关于发布医疗保险按病种付费病种推荐目录的通知》(人社厅函〔2018〕40号)发布按病种付费病种推荐目录。

调控医疗服务价格总体水平,需要统筹兼顾医疗发展需要和各方承受能力。中央全面深化改革委员会第十九次会议强调:"要强化基本医疗卫生事业公益属性,深化医疗服务价格改革,建立合理补偿机制,稳定调价预期,确保群众负担总体稳定、医保基金可承受、公立医疗机构健康发展可持续,提高医疗卫生为人民服务质量和水平。"深化医疗服务价格改革,就要规范管理医疗服务价格,建立目标导向的价格管理机制,使医疗服务价格更好计价、更好执行、更好评价,更能适应临床诊疗和价格管理需要。加强对医疗服务价格宏观管理,平衡好医疗事业发展需要和各方承受能力,在总量范围内突出重点、有升有降。结合医疗服务特性加强分类管理,对普遍开展的通用项目,政府把价格基准管住管好;对于技术难度大的复杂项目,政府发挥好作用,尊重医院和医生的专业性意见建议,更好体现技术劳务价值。

开展按病种付费改革,促进医疗机构建立成本约束机制,规范医疗机构临床诊疗行为,提高医疗服务质量和效率,合理分配医疗卫生资源,降低医疗成本,从而有效降低患者的医疗费用。实行按病种付费在我国尚处于探索阶段,特别是在对病种进行价格规制过程中,病种价格标准如何确定,按病种付费的依据如何选择,如何定价既能保证患者享受到优质、价廉的服务,又能使提供服务的医疗机构得到合理的补偿,目前这些问题都没有统一、规范、可以借鉴的标准。同时,我国在按病种定价试点地区采取了政府直接定价和最高限价的形式规制病种价格,这种方式也存在一定的缺陷。按疾病诊断相关分组(DRGs)付费模式还处于试点阶段,并未全面实施。价格制定部门需要明确病种价格制定方法,研究一种科学的、可操作的病种定价思路、方法和模型,有效助力按病种付费制度改革。

以病种成本为基础,结合病种成本构成及其影响因素,该定价思路提高了按病种付费的医疗服务定价的科学性,为病种价格制定和医院精细化管理提供依据与支撑,有利于降低医院医疗成本、提升医疗服务效率。以病种成本为基础的定价方式，按照资源消耗合理补偿医疗机构，分担患者成本，有利于提高医保基金的使用效果。同时，以成本为基础的医疗服务定价充分体现了医务人员的医疗技术价值，能合理补偿技术劳务投入，有利于促进医疗行业的高质量发展。

（二）医疗服务合理定价有利于医疗卫生行业健康发展

医药卫生行业是社会基础保障体系的重要组成部分，具有较强的社会公益属性，涉及人民群众健康和生命安全，是国民健康、经济发展和社会稳定的必要基础和重要保障。医药卫生服务产业是知识密集型产业，是我国产业结构的主要组成部分之一。卫健委、财政部门、医保部门、医疗机构、药械供应商及患者在医药卫生行业中分别具有不同的生存发展诉求，并承担着重要的社会职能。我国的医疗保险支付体系管理机制是由政府、企事业单位和患者共同投入建立的，是我国医疗资源消耗补偿的重要主体。公立医院作为医疗服务的实施主体，统筹协调医护专业服务人员，药品物资、医疗设备等医疗资源实现对患者的专业医疗救治服务，是医疗资源消耗的主要载体。在以医疗服务流程为临床主线，政府政策监管、医保支付、药械供应、资金流转等其他流程为管理主线的医药产业运转过程中，医疗资源消耗的合理价值补偿是各个领域平稳发展的重要保障，也是构成产业价值链的重要组成部分。当前以政府为主导、医保支付为主体的医疗支付体系建设中，以医疗服务价值为依据制定支付方式和支付标准，是维护医药产业结构平衡、兼顾各方利益的重要内容。在以医疗服务项目为主的支付方式向以按病种付费为主的多元复合支付方式的改革过程中，医疗服务定价应该成为改革的关键要素。

医疗服务价格是医疗机构为患者提供医疗服务所收取的费用标准，直接影响患者的就医费用。同时医疗服务价格是医保基金支付的依据，直接影响医保基金的保障范围和使用效率。合理的医疗服务价格是调节医疗服务总量与结构，优化卫生资源配置，发挥市场作用，提高医疗卫生运行效率、服务水平和质量，引导患者需求的重要保障。临床路径与按病种付费模式的推广与实施，在新管理模式和支付方式下，如何进行医疗服务定价成为亟待解决的问题。随着医改的进一步深化，人民健康需求不断提升，医疗服务价格成为社会多方共同关注的焦点。

（三）医疗服务合理定价促进医疗行业各方平衡发展

医疗服务价格改革关系到社会各方利益，其价格水平的高低与医疗费用水平的高低存在密切关联，从而影响人们对医疗费用的承受能力以及基本医疗服务的可及性和公平性。合理的医疗服务定价在医疗行业各方发展中发挥着重要作用，具体表现为：第一，合理的医疗服务定价可以保障医院在诊疗过程中医疗卫生资源消耗得到合理补偿，维持医院平稳运营；第二，合理的医疗服务定价可以有效控制医疗费用过快增长，缓解医患矛盾；第三，合理的医疗服务定价有利于区域医保资金合理使用，发挥更大的资金使用效率，还可以提高政府资金投入产出效能。加快医疗服务价格改革，深入研究医疗服务定价机制，已成为新时代中国特色社会主义大背景下医疗改革的关键目标之一。当前新医改背景下，医疗服务定价机制的改革十分紧迫。创新医疗服务定价机制，有利于改善我国现行主流的按服务项目定价方式中存在的一些弊端，有利于医疗机构优化资源配置，促进解决医疗及社会领域的一些问题。国家将医疗服务定价改革作为新医改的重点内容之一，医疗服务定价也体现了社会各利益方博弈。

二、构建新时期医疗服务定价新体系

（一）合理制定病种成本核算方法

随着现代科学技术的发展和医疗分工的细化，现代医院临床诊疗服务复杂程度逐步提高，诊疗服务需要医院多个临床部门配合，采用多种检查和诊疗手段实现。同时，也需要药械供应、后勤辅助服务、医院管理等方面的资源投入。因此，伴随医疗过程的医疗成本包括人员、材料、药品、设备、管理、后勤服务等多方面的成本，系统性和整合性的特征比较明显。以病种为单元关注诊疗成本时，由于成本构成的复杂性及大量成本在诊疗过程中的不可直接分割性，导致在获取医院病种诊疗成本具有一定的难度和不确定性。由于病种成本核算的复杂性，按照成本核算的理论方法体系，结合医院病种诊疗过程特征，根据诊疗过程中的实际资源消耗情况，进行科学的病种成本核算具有很强的现实意义。使用科学、适宜的核算方案来核算病种成本，保证核算结果能最大限度地接近实际成本，从而客观地反映医院资源消耗的真实情况。

（二）优化医院成本管控方式

充分利用病种临床路径信息，在进行医院病种成本核算的过程中，通过对样本医院的病种样本病历临床路径分析，了解针对特定病种的全部临床诊疗行为。采用大数据的分析方法，分析出病种诊疗的详细过程、诊疗关键要素及费用关键要素。总结各大专科医院、综合医院重点学科领先的临床诊疗经验，对于规范病种的诊疗行为具有一定的指导意义。通过对样本患者实际临床路径的分析，获取关键临床路径、其他辅助性及临时性的临床路径信息，以此为依据定位医院在病种诊疗过程中的资源消耗问题，并提示其中不合理的部分。在按病种付费的背景下，研究临床路径有利于避免临床诊疗不足、影响诊疗质量等可能发生的相关问题，可保障医疗质量、保障患者权益。

在推动公立医院高质量发展的过程中，加强公立医院运营管理是医院提质增效的重要抓手，也是体现公立医院公益性质的重要保证。合理控制医疗成本，保障医院收支平衡，提升医院运营效率是医院运营管理关注的重要内容。按病种（病组）付费的医疗支付制度改革，改变了传统的以医疗服务项目作为诊疗结算依据的方式，一方面需要提高临床诊疗质量，提升医务人员待遇；另一方面需要有效控制医疗服务成本，保障医院运营效益和医疗资源消耗的价值补偿。因此，有效的成本控制成为医院运营管理重点关注的问题。通过研究病种成本，帮助医院和科室掌握病种成本的真实构成，关注病种成本的相关影响因素，寻找科室和病种成本的管控点，制定有效控制诊疗成本和管理成本的方案，在提升医院运营效率的同时，保障医院高质量发展。

（三）支撑医保支付方式改革

我国医保支付制度改革由政府主导，是基本医保管理和深化医改的重要环节，是调节医疗服务行为、引导医疗资源配置的重要杠杆。探索医保支付方式改革过程中，保障参保人员权益、规范医疗服务行为、控制医疗费用不合理增长、控制医保基金不合理支出、发挥医保对医疗服务供需双方，特别是对供方的引导制约作用等方面，成为进一步深化基本医疗保险支付方式改革关注的重要问题。

在加强医保基金预算管理，全面推行以按病种付费为主的多元复合式医保支付方式过程中，开展实施按病种付费，按疾病诊断相关分组（DRGs）付费方式试点，很多地区以按照医疗服务价格结算方式历史发生数据作为定价分析基础，测算区域病历组合指数（CMI）、时间效率指数、费用效率指数等参数作为定价依据。医疗服务项目定价体系已经持续多年，医疗服务价格调整机制的建设不能跟随医疗成本变化的频率和程度及时调整，医疗服务项目价格还需客观反映诊疗过程中医疗资源实际消耗的价值情况。同时，基于原有定价体系的病种定价依据也存在一定偏离。因此，需要对病种的临床路径进行分析，实现病种成本核算。以病种成本作为按病种付费的定价基础，建立数字化模型，优化病种定价模型，使定价依据的标准更具备客观性、合理性和公允性，更能兼顾医院、患者、医保支付方等各方利益。

本研究是在病种成本核算体系研究基础上，结合医疗服务价格影响因素，对基于临床路径按病种付费的医疗服务定价进行研究，建立以医院成本、社会经济水平、医保水平、临床路径、病种成本和医院运营管理水平为测算变量的病种定价模型，并进行实证检验和调整，评价模型的科学性、合理性和可操作性，为按病种付费方式提供定价依据。以推动医疗付费制度改革，同时为全国推行医疗服务按病种定价工作提供理论和方法借鉴。

医疗服务价格研究为支持新时期的医保支付方式改革，调整医疗服务价格提供数字化支持，为上级部门有效指导地方及医院开展工作提供依据，推动按病种收付费改革。同时，也可以为公立医院综合改革中医疗服务价格调整机制的形成发挥积极作用。

三、医疗服务定价研究路线图

本研究运用文献研究、数据分析、专家访谈和政策研究等方法，在国内外关于医疗服务价格研究对比的基础内容上，建立了两种病种成本核算体系并进行实证分析。建立以病种成本核算为基础、价格影响因素为主的病种成本定价模型，并进行动态调整机制规范和完善，实现医疗价格管理的信息化，并对我国医疗服务价格管理提供政策建议、管理建议和技术手段建议等。具体如图1-1 所示。

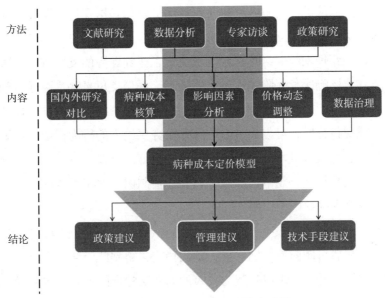

方法

内容

结论

图 1-1　医疗服务定价研究方法技术路径图

四、医疗服务定价发展现状

（一）医保支付制度研究现状

自 1998 年发布《关于建立城镇职工基本医疗保险制度的决定》（国发〔1998〕44 号），我国开始进入全民医保制度时期。医保直接与医院结算，而不是由患者报销，这种结算方式也成为各种支付方式的基础。经过 20 余年的改革，我国建立了多层次的医疗保障制度体系，2020 年全国基本医疗保险参保人数为 13.6 亿，参保率稳定在 95% 以上，从以增量为主转为更关注存量，争取全体国民都能享受到医疗保险的服务。由于医保参保人数占我国人口的绝大多数，下文中的支付制度以医保制度下的支付为主。

1. 医疗保险制度下的支付制度

医疗服务价格的形成过程是政府（含医保）、医院、患者等多方谈判和博弈的过程。医疗保险制度引入之前，在患者和医生的博弈中，医生作为垄断卖方，具有很强的自主定价权，可以配合使用质量等手段，实现差别定价。保险制度引入之后，保险机构开始代替患者与医疗机构就服务内容和价格进行谈判，这是医疗保险的支付方式，也是医疗服务价格在医疗保险制度下新的形成方式。医疗保险制度设立的目的主要是消解医疗服务供方道德风险，有效控制医疗费用的不合理增长。医疗保险制度决定了医疗保险的支付方式，医疗保险的支付方式也影响医疗保险制度的保障效果。医保支付是基本医保管理和深化医改的重要环节，是调节医疗服务行为、引导医疗资源配置的重要杠杆。适宜的医疗保险支付方式，可以通过影响医疗服务供给方的行为，如医疗服务供给方提供安全、有效且成本合理的医疗服务，促使医疗保障体系不断完善，更好地保障参保人员权益、规范医疗服务行为、控制医疗费用不合理增长，充分发挥医保在医改中的基础性作用。

从国际经验来看，支付方式的发展趋势为：从单一支付方式向混合支付方式发展；从后付制向预付制发展；按病种支付得到广泛认可。目前国际医疗保险的主要模式分为：①以美国为代表的商业医疗保险模式，按数量付费走向按质量和价值付费。②以加拿大为代表的总额预付制为主体，多种支付方式并存。③以德国为代表的相对统一的医疗保险支付方式，住院采用 G-DRGs 付费方式，门诊采用点数法，即总额预算制下的按服务付费的方式。④以日本为代表的复合式医保支付体系，门诊部分实行按服务项目付费的支付方式，住院部分采用混合的支付方式，即针对特定技能医院和试点医院的一般住院患者，实行按服务项目付费和按 DPC-PPS 付费相结合的支付方式。纵观医疗保险支付方式的转变，各国都倾向从数量支付走向按质量支付，从最初的仅控制医疗保险费用的不合理增长到现在的控费、保质双要求。

我国正处于医疗改革深化期，医疗保险支付方式也逐步由传统方式向新方式转变。当前，我国推行的是在总额控制下多种支付方式并存的支付制度。其中，住院医疗保险的主要支付方式为总额控制下的按疾病诊断相关分组付费（DRGs）、按床日付费、按项目付费、按病种付费、按服务单元付费的混合支付方式；门诊医疗保险的主要支付方式是按项目付费、按人头付费的混合支付方式。

2. 医保支付方式类型

医疗保险的支付方式从总体上可以分为后付制和预付制。后付制即按医疗服务项目付费，医疗保险机构根据医疗机构提供的医疗服务记录，按已经实际发生的每一个服务项目向医疗机构支付费用。预付制是医疗保险机构与医疗服务提供者签订合约，医疗服务提供者根据规定提供相应医疗服务，医疗保险机构按规定的偿付标准向医疗服务提供者支付费用。包括总额预付、按人头付费、按病种付费等方式。后付制和预付制两种方式相比较，后付制能够调动医疗服务机构的积极性，患者对医疗服务的选择性较多，但不能排除医疗服务机构为了追求收益而过度提供医疗服务，不能有效控制医疗费用过度增长。预付制更有利于促进医疗机构加强管理、控制成本，可以达到更好的控费效果，但是可能出现医疗机构为控制成本减少服务量、拒收患者等现象。

综合我国医保支付方式，可分为以下几种类型。

（1）按服务项目支付

按服务项目付费属于后付制，指对医疗服务过程中所涉及的每一服务项目制定价格，医疗服务机构按服务项目累计计费并先为参保患者提供医疗服务，然后由医疗保险经办机构向参保人或者定点医疗机构依照比例偿付发生的医疗费用。这种方式有利于调动医疗机构的积极性，但容易引起过度医疗，导致医疗机构重费用轻成本等现象。

（2）按服务单元付费

按服务单元付费，指将医疗机构提供的医疗服务划分为若干个服务单元，如一个门诊人次、一个住院人次、一个住院床日等，然后根据历史数据综合其他因素制定每一单元的支付标准，根据医疗机构服务单元量进行支付。对同一个医疗机构所有患者每日住院或每门诊费用的支付标准都是相同的，与实际产生的治疗花费无关。该方式操作便捷，管理简单，管理成本水平不高，医疗机构易于接受。将医疗费用按单元细化，一定程度能抑制过度医疗的发生及医疗费用的上涨。按住院日作为付费单元时，由于费用标准是确定的，医疗机构会尽量降低患者住院日，减少成本增加收益。一方面降低了患者住院日，另一方面调动了医疗机构的主观能动性。但是，医疗服务机构可能产生分解住院的现象，存在医疗机构延长患者住院时间的可能性。同时，为了追求更多的就诊人数，医疗机构存在减少必要医疗服务供给或降低医疗服务质量的可能性。

（3）总额预付制

总额预付，指按政府或医疗保险经办机构在综合考虑医疗机构服务地区人口数量、医疗机构的规模级别、设备设施情况、医院服务质量、以前年度发生的医疗费用、通货膨胀等因素为依据，在与医疗机构协商的基础上制定年度预算总额作为最高支付限额，医疗保险机构以年度预算总额向医疗服务机构进行支付。在这种方式下，预算总额确定以后的医疗机构收入不再随服务量增长而增长，如果医疗机构的实际收入高于或低于预算总额的部分，医疗机构自负盈亏。

总额预付的优势在于可以对医疗服务机构的成本予以约束，具有一定控制费用的作用；而且费用测算相对简单，医疗机构接受度高，同时管理成本也相对较低。但是，总额预付的不足也很明显，比如年度预算总额计算难以完全贴合现实情况，在总额确定的情况下医疗机构节约成本的动机，使得医疗服务供给和医疗服务质量难以得到保证；医疗服务机构直接接收总额预算，在运营的过程中会忽视市场机制，弱化了自身的市场作用，缺乏竞争意识和积极性，运行效率下降，医疗服务水平和质量难以得到提升。

（4）按人头付费

按人头付费，指医疗保险经办机构每月或每年按医院或医生服务的人数和协商制定的定额标准，预付给医疗机构一笔固定的费用。供方提供合同规定范围内的一切医疗服务，不再另行收费。这种方式以一定时期内的人数作为制定定额的明确标准，对于保险机构和医疗机构双方均操作简便易行，管理较为简单，管理成本相对低。总量定额管理和通过总额和人数推算个人的平均费用，促使医疗机构自身进行成本控制，一定程度抑制过度医疗的发生及医疗费用不合理上涨。但是对于患者来说，医疗服务机构可能因成本控制导致医疗服务供给不足和医疗质量下降。医疗服务机构还存在盲目追求患者数量的可能性，一方面避重就轻选择性接受患者，另一方面分解患者住院次数。长此以往，医疗服务机构缺乏竞争意识和积极性，运行效率下降，医疗服务水平和质量难以得到提升，甚至可能下降。

（5）单病种付费

单病种付费，指通过统一的疾病诊断分类，科学制定每一种疾病的定额偿付标准，医疗保险经办机构按照该标准与住院人次向定点医疗机构支付住院费用的付费方式。单病种指一种单一的、不会产生合并症或并发症的疾病。在实际操作中，通常选定疾病发生频率较高、诊断明确、治疗效果明显、手术治疗为主，无合并症或并发症的病种执行单病种付费。按单病种付费方式中，临床路径作为规范性的标准，促使医疗服务合理化。医疗机构自主进行成本控制，倒逼成本合理收紧,一定程度抑制了过度医疗行为及医疗费用的不合理上涨。但是疾病的种类、严重程度、是否有并发症等因素和与其对应的治疗方式是非常复杂的,边界也未必是清晰的,这使科学的疾病分组具有一定难度,需要大量数据积累分析和前期工作作为开展基础,对医疗服务机构的资质和科研能力都有较高的要求,并且管理成本较高,短时间内全面实施具有一定难度。由于疾病的复杂性,在简单疾病分组无法确诊的情况下存在诊断升级的可能性。除以上几点,医疗资源的限制也容易导致医疗服务提供不足。

(6)按疾病诊断相关组付费

按疾病诊断相关组付费指按临床治疗相近、医疗资源消耗相近的原则对住院病例进行分组,医保基金和患者个人按照同病组同费用原则向医院支付医疗费用的付费方式。其中 DRGs–PPS 是指医疗保险经办机构就病种付费标准与医院达成协议,医院在收治参加医疗保险的患者时,医疗保险机构按照该病种的预付费标准向医院支付费用,超出标准部分的费用由医院承担(或者由医院与医疗保险经办机构按预定比例共同承担)。这种方式除了具有单病种付费的优点外还有 3 个方面的优点:对于患者,DRGs 付费促进医疗服务机构提高医疗质量;对于医疗服务机构,DRGs 付费利于医疗服务机构内部的绩效考核;对于我国的医疗卫生事业,DRGs 付费促进地区间分级诊疗、促进医药行业的良性竞争。但是,与单病种付费的缺点相似,此种付费方式的缺点主要包括科学的疾病分组具有一定难度、存在诊断升级的可能性、管理成本较高、全面实施难度较高和医疗资源的限制导致医疗服务提供不足。

(二)按病种付费在我国的应用

我国医疗管理一直沿用来自医院统计报表的病床使用率、平均住院天数、治愈率、好转率、死亡率等作为主要分析评价指标。在医疗费用管理方面,由于我国长期实行"报销控制"和"定额管理"。近年来实行了对医院"总量控制、结构调整"的补偿方法,但仍以项目付费方式为基础。各地区陆续实行"城镇职工基本医疗保险制"和"城镇居民基本医疗保险"以来,虽然各地区不断积极探索,但尚未形成规范、统一的方案。各地支付方式中按项目付费依然占主导地位。

随着国际上采用按 DRGs 付费作为医保支付方式的国家与日俱增,与其有关的大量学术探讨也引起了国内学者的关注。官波在《美国医保 DRGs 支付方式对我国医保支付方式选择的启示》一文中分析和评价了美国医疗保险 DRGs 支付方式，并指出我国医疗保险支付方式选择应该遵循以总额预付制为基础，进行预付制与后付制有机组合的原则，同时要根据医疗服务的多样性，组合多种支付方式建立质量评估监测和医疗保险价格体系。最后结合质量校正系数不断地调整给付费用。郭志平等人收集了成都市 3 所医院自 1998 年至 2001 年的 1,617,478 份出院病例，来验证澳大利亚病例组合分类系统在我国的适用性。通过分析患者临床诊疗资料和相关费用，他们认为用 AR-DRG 对患者进行分组，同组内住院天数和费用差异很小。AR-DRG 为我国开发 DRGs 提供了一个较好的基础。北京协和医院李包罗等以美国 HCDFA-DRGs 第三版做蓝本，对北京协和医院一年出院万余病例做了 DRGs 分组研究。李包罗对不同付费方式进行比较，详细论述了 DRGs 及其与单病种付费的区别后指出，DRGs 是科学解决"看病贵"问题的有效途径。该作者还认为制定符合我国国情的 DRGs，对控制卫生费用不断上涨、提高医疗服务质量、规范医疗行为和合理补偿医院等方面具有重要的现实意义。同期天津的马骏做了"病种病例分型"研究，提出了"病种病例分型"方案。2009 年发表的《中医医疗机构实施 DRGs 付费制初探》一文中，作者田峰提出了在中国中医医疗机构实施 DRGs 的设想，并且论述了实施可能遇到的困难和应对的策略，是 DRGs 研究中首次涉及中医机构的理论探讨。

2006 年 11 月 24 日，北京市《病案首页项目增补方案》《国际疾病分类（ICD-10）临床版》《国际手术操作分类（ICD-9）临床版》等信息标准通过专家评审。2007 年 1 月，在北京市二级及以上医院推广使用上述标准。2008 年 8 月，成立北京版诊断相关组（BJ-DRGs），并连续 3 年对全市二级及以上医疗机构的住院病案首页及附页填报工作质量进行督导检查。2011 年，北京基于前期研究成果，开始实施付费制度改革试点。同年 5 月 1 日起，北京市卫生局对儿童先天性心脏病、白血病实行按 DRGs 方法付费。同年 8 月 1 日，北京市启动 DRGs 付费试点工作。DRG-PPS 试点覆盖 10 所三级综合医院，涉及 108 个 DRG 病种组（约占住院病例的 36%、住院费用的 46%）的本市参保人员。试点结果显示，医院里的平均医疗支出下降了 18%。

2009 年《中共中央国务院关于深化医药卫生体制改革的意见》中明确指出要研究探索按病种付费等方式的改革。人力资源与社会保障部在 2011 年颁布

《关于进一步推进医疗保险付费方式改革的意见》。同年原国家卫生部、国家发改委下发了《关于开展按病种收费方式改革试点有关问题的通知》，启动了全国范围的按病种收费方式改革。根据《关于开展按病种收费方式改革试点有关问题的通知》（发改价格［2011］674号）中的定义，按病种收费是指"医疗机构提供医疗服务过程中，以病种为计价单位向患者收取费用"。2012年原卫生部、发改委和财政部出台了《关于推进新型农村合作医疗支付方式改革工作的指导意见》（下文简称《意见》），核心是由后付制转向预付制，充分发挥基本医保的基础性作用，实现医疗机构补偿机制和激励机制的转换。2015年8月，原国家卫生计生委下发《关于进一步加强疾病诊断分组协作工作的函》，要求进一步加强DRGs协作组建设，为试点DRGs付费推广形成助力。

近年来，国家相继出台了一系列文件，大力推进病种付费改革工作。

表1-1　近年我国按病种付费重要政策文件

年份	文件名	主要相关内容
2016	《推进医疗服务价格改革的意见》（发改价格［2016］1431号）	推进医疗服务定价方式改革。扩大按病种、按服务单元收费范围，逐步减少按项目收费的数量。到2016年底，城市公立医院综合改革试点地区实行按病种收费的病种不少于100个
2017	《关于推进按病种收费工作的通知》（发改价格［2017］68号）	进一步扩大按病种收费的病种数量，重点在临床路径规范、治疗效果明确的常见病和多发病领域开展按病种收费工作，鼓励将日间手术纳入按病种收费范围，并公布了320种病种目录
2017	《关于进一步深化基本医疗保险支付方式改革的指导意见》（国办发［2017］55号）	到2020年全面推行以按病种付费为主的多元复合式医保支付方式，项目付费占比明显降低
2018	《关于发布医疗保险按病种付费病种推荐目录的通知》（人社厅函［2018］40号）	发布了按病种付费病种推荐目录

年份	文件名	主要相关内容
2018	《关于印发深化医药卫生体制改革 2018 年下半年重点工作任务的通知》（国办发［2018］83 号）	在全国全面推开按病种付费改革，统筹基本医保和大病保险，逐步扩大按病种付费的病种数量。开展按疾病诊断相关分组（DRGs）付费试点。
2018	《关于申报按疾病诊断相关分组付费国家试点的通知》（医保办发［2018］23 号）	决定组织开展 DRGs 国家试点申报工作
2019	《关于印发按疾病诊断相关分组付费国家试点城市名单的通知》（医保发［2019］34 号）	确定了 30 个城市作为 DRG 付费国家试点城市
2019	《关于印发疾病诊断相关分组（DRG）付费国家试点技术规范和分组方案的通知》（医保办发［2019］36 号）	发布了《国家医疗保障 DRG 分组与付费技术规范》（以下简称《技术规范》）和《国家医疗保障 DRG（CHS-DRG）分组方案》（以下简称《分组方案》）
2020	《关于印发医疗保障疾病诊断相关分组（CHS-DRG）细分组方案（1.0 版）的通知》（医保办发［2020］29 号）	公布 618 个 CHS-DRG 细分组
2021	国家医疗保障局医药服务管理司《关于修订国家医疗保障疾病诊断相关分组（CHS-DRG）分组方案的函》	对 CHS-DRG 分组方案 1.0 版中 101 个条目进行了修订，更改了 43 个 ADRG 组名称，细分组结果变为 628 组。

各地区、各级医院积极构建符合自身情况的 DRGs 成本控制体系，DRGs 付费的应用的确能够起到提升医疗服务效率、降低医疗费用的作用。医疗从业者们大多认为，建立基于 DRGs 的精细化管理，一方面能使医疗体系内服务评价更具可比性和可信性，另一方面在改善医疗服务效率和质量控制方面效果显著。可能存在的软硬件设施与政策障碍也得到了一定程度的解决，全国各地的医疗系统在编码规范性、信息技术应用以及全民医疗保险的普及方面都有着可喜的改观。建立全国统一的按 DRGs 付费的医疗服务定价体系的时机已经逐渐成熟。

综合现有的国内外相关研究，按 DRGs 付费是国际公认较有效率的医疗保险预付制体系，能够倒逼医疗机构重视内部成本控制和效率管理、提高医疗服务质量，同时缓解医疗保险支付压力，提高国民医疗水平。

（三）医疗服务定价研究

通常价格是指单位商品的货币金额。《中华人民共和国价格法》规定：商品价格是指各类有形产品和无形资产的价格；服务价格是指各类有偿服务的收费。医疗服务价格的定义有广义和狭义之分。狭义的医疗服务价格是医疗服务机构或提供者向社会提供医疗技术服务时，向服务对象收取服务费用的标准，完整的价格体制包括价格的形成、构成、结构、体系、总水平、计划和监督以及价格机制等等。而广义的医疗服务价格是指医疗服务机构向服务对象收取的全部医疗费用，包括药品费、检查诊断治疗费和住院床位费等。国外一些学者认为，由于规制着重调节的是被消费服务的数量、服务的质量以及付款方（包括个人和保险公司）的付费总额，因此，需要考虑既定的医疗服务市场的总支出。

本书定义医疗服务价格是指患者在就医治疗某种疾病过程中，获得单位医疗产出所需支付给医疗服务提供者的货币总额。它包含两层含义：一是单位医疗服务的单价，此处医疗服务既指医务人员提供的各种诊查、治疗、护理等无形的劳务性医疗服务，还包括各种耗用的药品、医用材料等非劳务性有形医疗物品；二是所耗用的各种医疗服务数量。

由于医疗服务的准公共产品属性，各国政府对医疗服务的价格制定都有不同类型的参与及不同程度的干预。在现实中，医疗服务的定价过程中，会由于政府和各个利益主体的介入，最终形成一个反映多方意识的博弈定价结果。目前，国内外关于按病种医疗服务定价的研究主要包括：

1. 传统医疗服务定价理论

（1）商品价格理论

商品价格是商品价值的货币表现。根据《中华人民共和国价格法》规定：商品或服务本身蕴含的价值是由商品生产和服务提供过程中的社会必要劳动耗费决定。医疗服务作为一种特殊的商品，必然遵循价值规律，医疗服务的价格也要按照医疗服务的社会平均成本来确定。原国家计委和卫生部在 2001 年下发的《医疗服务项目成本分摊测算办法（试行）》中指出："在测算出各医院医疗服务项目成本后，可进一步测算社会平均成本，并以此为基础确定各医疗服务项目价格"。

（2）以成本为基础的定价理论

以成本为基础定价理论的核心思想是价格必须以补偿成本为基础，然后再考虑利润等其他因素。管理者可以以各种不同的成本信息（如完全成本、变动成本、平均成本等）为基础来定价。常用的方法有成本加成定价法、目标投资回报率定价法和损益平衡定价法等，其中如何科学地界定成本和确定最适加成率是关键问题。

（3）基于临床路径的按病种定价理论

临床路径是指医院内的一组成员（包括医师、临床医学专家、护士以及医院管理者等），根据某种疾病或手术制定的一种医护人员共同认可的诊疗模式。临床路径对进入路径的患者从入院到出院的每个诊疗及服务流程加以规范，为按病种定价研究提供了新的思路和标准。

近些年来，临床路径在国外受到了普遍重视，对临床路径的研究与应用基本处于成熟阶段。理论和实践研究表明应用临床路径能够有效缩减住院时间、降低住院费用、增加医院收入、提高患者满意度等。Feyrer 研究指出 DRG 系统应用中，临床路径可以通过模块化以成本单位的形式实现对医疗成本的有效计量。Romeyke 等认为临床路径是医院系统中必不可少的风险和成本管理工具。彭蓉等采用回顾性调查和分层随机抽样的方法，将实际发生的病种平均费用、临床路径下的病种费用与病种成本进行比较分析，发现临床路径能够有效控制不合理的医疗费用，以临床路径为基础制定病种付费标准，对单病种定价具有科学性和合理性。瞿星等运用均值定价法和临床路径法对新型农村合作医疗制度下洪雅县的 4 种单病种价格进行测算，为新农合制度下开展单病种付费提供了对策建议等。综上研究表明，实施以临床路径为基础的单病种管理，能够降低看病费用、提高患者满意度，为病种支付方式提供新的分析方法，有利于对病种成本进行测算，从而为制定病种价格、收费依据提供理论指导。

（4）基于统计分析的单病种定价

除以上从临床路径视角开展的研究外，学者还从统计分析的角度对单病种医疗服务的定价进行了广泛研究。Eisenstein 等提出可以运用病种成本经过调整后的休哈特控制图对冠状动脉旁路移植术的成本定价。Schreyögg 等研究了德国 DRG 系统中的 DRG 定价方法，侧重分析了 DRG 成本权重（Cost Weights, CWs）能反映实际成本的程度。张超群等采用多元回归分析，以 2006~2010 年病种的历史费用为基础对单病种定价方法进行了实证研究。冯帅等通过问卷调研等方法提出了标准历史费用法来制定病种价格。此外，还有资源相对价值尺度方法（Resource-based Relative Value Scale, RBRVS）。

（5）基于博弈分析的单病种定价

博弈是指一些相互依赖、相互影响的决策行为及其结果的组合，研究相互影响、相互作用的决策主体的理性决策行为以及这些决策的均衡结果的理论称为博弈论（game theory）。Weingarten 运用广义博弈模型对医疗服务市场竞争环境中美国田纳西州两所大医院的管理决策进行了博弈分析。Liang 等基于博弈理论对包括医疗价格在内的我国医疗改革进行了 Multi-Agents 系统演进机理分析，为我国医疗改革政策制定提供了新的思路。李小菊等和弓宪文等分别建立了不完全信息下医患静态博弈模型，分析医患双方的博弈过程及均衡结果及对医疗服务质量的影响。申笑颜从演化博弈论的视角出发，构建了医疗保险机构与医疗服务机构对医疗费用的演化博弈模型，对医疗费用监管进行了分析。黄辉宇等建立政府与医院之间的博弈模型，分析了政府监管与医院违规行为之间的关系。梁冬寒等基于信号博弈模型，对政府与医院的博弈进行均衡分析，研究了公立医院的利益补偿机制。李军山等从博弈角度分析了社会医疗保险中各付费方式的选择问题，推导了最优费用支付方式的博弈均衡解。肖嵩等对单病种付费的利益群体行为进行博弈分析，并对单病种管理过程中可能涉及的利益主体进行了意向因子分析等。

病种价格制定很大程度上是行政力量和谈判强势的结果，涉及相互依赖、相互影响的决策主体（政府、服务提供方医院和服务需求方患者）之间的利益冲突和决策行为，而现阶段鲜有从博弈的视角对单病种定价问题进行深入的研究。

2. 我国医疗服务定价相关研究

（1）基于历史费用的定价研究

目前关于医疗服务定价的研究主要建立在历史费用基础上，从不同角度、使用不同方法研究医疗服务定价问题，具有很好的学术价值和借鉴意义。孙红梅等针对按临床路径实施治疗的 15 种疾病进行单病种费用测算，得出标准化的病种费用作为医院病种费用控制的依据；张超群等提出以病种历史费用为基础，通过调整病种费用增长趋势制定病种付费标准；戴伟结合目前我国医疗卫生实际，提出 2 种粗线条的、但具备可操作性的方法制定单病种定额标准：一为标化平均费用法；二为加权平均费用法。鲁盛康对诊断相关组病种费率制定方法进行了研究，按照 DRGs 病种费率的测算方法对北京地区 22 所医院 16 个常见病种进行病例组合、核算病种费用、确定基准费率、测算病种价格。冯帅等提出利用标准历史费用法制定病种价格，即以历史费用为原始数据建立样本数据库，通过专家团对样本数据进行筛选优化，排除不合理的费用，形成标准化的历史数据库，进而应用统计学方法确定病种价格；高建民等提出在病种分组的基础上，采用绝对值法、相对权重系数法、权重基准利率法 3 种方法对住院费用标准进行测算，为推行按病种付费提供了依据。

（2）基于资源消耗的定价研究

2013 年邹俐爱、龙钊在病种成本核算研究的基础上，提出建立病种分组、基准病种和病种价格相对权重等关键定价环节，并且引入风险程度系数和技术难度系数。邹俐爱等通过构建病种成本测算体系，对广东省 89 个病种成本与费用进行实证研究，得出病种费用水平普遍低于成本水平，反映出当前医疗服务价格与成本之间存在一定程度的背离，认为应按照医疗服务项目价格的本质确定病种付费标准，即是病种付费水平能补偿医院的病种成本，他们把病种定价研究的重点也落在病种成本的基础上。邹俐爱等人通过综合收支平衡定价法和 RBRVS 关于医生劳动价值评价方法，建立了医疗服务项目定价模型公式 $Pa=（C1×D1+D2×D2）×J$。以广东 H 级医院单纯性阑尾炎切除术病种成本与费用为例，计算得出其价格为 1,374 元，与该项目实际价格相当。

学者们在研究医疗服务定价中，以资源消耗为基础，同时考虑技术难度和风险系数。2013 年于丽华等重点介绍了 12 年版《全国医疗服务价格项目规范》修订过程中"技术难度"和"风险程度"基于医院资源消耗相对值表的赋值的设计及应用。2015 年龙钊等建立了成本 - 技术 - 风险定价模型，认为病种价格为成本、技术难度和风险程度三项因素相对应的函数关系式之和。

目标投资回报率定价法也是以医疗服务成本为基础，加上预期的目标投资回报率作为理想的目标价格的一种定价方法，其中目标投资回报率是医疗机构预期目标年度利润与投入资本额的比率。用这种方法定价，医疗机构可以实现在投资回报期内收回全部投资，难点在于确定投资回报率水平和投资回报率基数，这往往是各方博弈的结果。

（3）基于博弈论的定价研究

李惠运用博弈理论进行了医院规避单病种限价问题的双矩阵博弈分析、医院与医院之间的两阶段动态博弈分析和基于委托 - 代理理论的医院和患者之间的博弈分析，进而提出一种考虑多方交互博弈的单病种定价模型，并给出相应的定价流程。杨练基于社会福利最大化视角，考虑患者、医疗机构与政府三方利益，分别在无保险方参与和有保险方参与，需求确定和需求不确定条件下，构建 Stackelberg 博弈定价模型确定最优价格。方金鸣基于博弈理论研究了 DRG 支付下医疗机构、医院、医保三方的行为影响，并考虑了医疗资源消耗和医保定额设置等问题。

（4）医疗服务价格动态调整相关研究

由于医疗服务价格的确定与各地社会经济发展状况、物价波动水平、卫生政策改革、市场供需关系及医疗成本的变动等都密不可分，部分学者认为我们应该建立定期调价机制，在 1 至 2 年内定期调整医疗服务价格。刘飞跃认为要真正扭转制定收费标准滞后于实际消耗成本的现状，需要建立定期调价制度。

除此之外，也有一些学者提到了分级定价、引入多方谈判机制等定价方式，认为医疗服务定价不能忽略医院等级和医生职称的差异，医疗服务价格的制定要满足医疗机构、患者及保险机构等各个利益群体的支持与认可。分级定价既体现不同层次医务人员的劳务价值，且可促进医疗服务机构和医务人员不断提高医疗服务技术水平与质量，又可促进分级诊疗政策的落实和实现医疗资源的有效利用。

综上所述，基于临床路径按病种付费的医疗服务定价是深化医改背景下一种新的定价分析方法。需在现有项目成本累加法、作业成本法、费用成本转换法等的基础上进行创新。国外众多研究成果提供了理论和方法上的借鉴，但国外学者大多基于提高医疗服务质量角度进行研究；而国内多是一般的经验总结或理论探讨，研究开展尚有不足，研究角度以定性为主，缺乏多视角、综合的科学定量研究，未形成稳定的定价机制，研究有待进一步深入。我们应结合我国国情，研究出一套适合我国的、可供操作的、合理的病种定价模型，为医疗服务按病种付费改革提供依据，形成科学合理的病种成本医疗服务定价机制。

（四）数据治理应用现状

随着各行各业信息化建设工作的推进，实现数据资产化，提升数据的使用价值，已经成为各行业管理领域所关注的一个重要问题。数据治理作为组织中涉及数据使用的一整套管理行为，是对数据资产管理行使权力和控制的活动集合，为提高数据质量而展开的业务、技术和管理活动都属于数据治理范畴。包括前端事务处理系统、后端业务数据库、到终端的数据分析，从源头到终端再回到源头形成一个闭环管理系统，通过发现、监督、控制、沟通、整合等手段，实现对数据的获取、处理、使用的过程管理，是实现数字战略的基础。

数据治理作为一个专业化的研究领域，很多专业机构结合行业管理领域，进行了深入的研究和应用，包括 IBM、Oracle、SAS、DAMA、DGI 等。以对外的产品、服务的输出、知识领域研究的方式，辅助政府、企业单位、事业单位等机构实现数据治理的过程。DGI 作为一家专业的数据治理研究机构，在2004 年推出了 DGI 数据治理框架，在数据治理组织、数据治理目标、数据治理流程等方面做了说明，帮助企事业单位实现数据价值，最小化数据管理成本和复杂性，实现数据的安全合规使用，也为企事业单位数据管理的战略决策和采取行动提供最佳实践和指南。1988 年，数据管理和业务专业志愿人士组成的DAMA 国际数据管理协会成立，作为一个全球性非营利性协会，多年来致力于数据管理的研究、实践及进行相关知识体系的建设，在数据管理领域累积了深厚的知识和经验，并先后出版了"DAMA 数据管理字典"和"DAMA 数据管理的知识体系和指南"（DAMA-DMBOK），作为数据管理业界实践的结晶，成为从事数据管理工作的经典参考和指南。并且在专业认证方面，DAMA 国际还开发了"数据管理专业人士认证"（Certified Data Management Professional-CDMP）。2017 年，在包括微软，DAMA 专家，ISACA，还有美国、英国、德国、荷兰、日本等 ISO 国家的推动下，ISO 38505 数据治理国际标准正式发布。通过数据质量、数据标准、数据模型、元数据、主数据等数据管理活动解决数据管理和使用过程中相关的问题，实现数据统一的协调和安排，管理活动之间的一致性，提升数据利用的效率。全球最为新兴的安全理念，包括企业数据资产的安全管理、数据使用的安全管控、数据治理的安全稽核等内容，构建数据动态安全体系支持业务系统的数据。数据是可以流转的、使用的、共享的，从治理和技术两个视角看数据服务及技术生命周期，进行安全等级的划分。数据成为支撑企事业单位发展的核心资产，数字化转型已经成为未来发展必然趋势。数据的价值被组织的高层管理者所接受，越来越多的组织通过加强数据利用来寻找未来发展新业务的契机。

2 医疗服务定价 研究设计

本书以医疗服务定价为主线，以病种成本研究为切入点，通过文献研究、数据分析、专家咨询等研究方法，运用计量经济学模型和博弈等分析工具，深入研究医疗服务定价基础、医疗服务定价模型及动态调整等方面的内容，探索以成本为基础的定价模式，形成了基于临床路径的病种成本核算方法、构建了定价模型，并尝试通过博弈分析探索建立医疗服务价格动态调整闭环管理机制。在医疗服务价格模型研究中坚持合理补偿成本、真实反映服务价值、约束和激励医疗行为、体现科学性和前瞻性、动态调整等原则。

建立目标导向的医疗服务价格管理机制，使医疗服务价格更好计量、更好执行、更好评价，更能适应临床诊疗和价格管理需要。其中以"病种成本"为静态影响因素，以"医保支付能力、患者满意度、疾病临床特征、患者人口特征、诊疗质量和临床路径等"为动态影响因素，通过动静两个不同的角度全面分析，平衡各方承受能力，在总量范围内突出重点、有升有降。

一、医疗服务定价模型

医疗服务定价模型的构建坚持合理补偿医疗成本、能够约束和激励医疗行为、体现科学和前瞻性、可动态调整等原则，同时要关注医疗服务成本、医疗服务难度及风险、体现医疗技术价值、医保基金状况、人均收入水平、地区财政状况等定价影响因素。

本研究通过逻辑路径推演,将研究目标逐步分解,通过对临床路径中成本发生地范围的界定,结合按病种付费价格形成及影响因素,采用科学的成本核算方法,形成以临床路径成本发生地为基础的标准化病种成本,并以此为基础建立按病种付费的医疗服务定价机制。

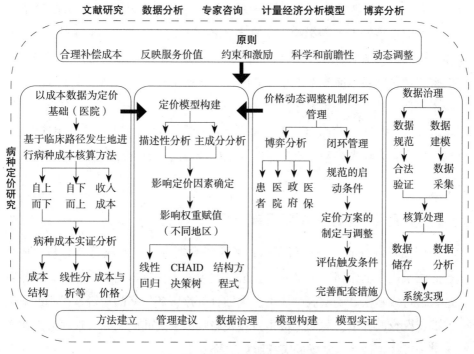

图 2-1 病种定价研究框架图

(一)确定定价基础

临床路径(Clinical Pathway, CP)作为确保医疗质量、控制医疗成本、优化医疗服务流程的管理工具,在许多国家医院管理中得到了广泛的应用,具有综合性、时效性、专业协作性以及结果可测量等特点,为疾病的治疗提供了标准化流程,过程的标准化决定了成本结果的标准化。以临床路径为基础的成本发生地可细分为病房、手术麻醉室和检查化验室,将人力成本、卫生材料、药品、固定资产和其他费用依据这三个成本发生地进行归集,各地成本加总得出病种成本。

（二）构建定价模型

通过文献研究和专家访谈，从宏观和微观层面对病种价格的影响因素进行探索、分析。宏观层面因素主要为国家医疗改革等政策导向、政府调控、货币政策、地域经济发展水平及通货膨胀等；微观层面因素主要为医疗服务成本，包括人力成本、材料成本、个别物价变动指数、医疗服务质量、医保控费等。

病种成本核算涉及的影响因素众多，各因素对成本核算的影响关系复杂，并存在非线性关系的特点。同时，医疗服务成本水平的高低与医院的规模、管理效率和学科发展等诸多因素相关。医疗服务业是技术和劳动密集型产业，医疗技术是医疗服务业的核心投入。医疗人力资源在医疗服务行业中起决定作用。医务人员薪酬、药品、卫生材料等是医疗服务直接成本的主要组成部分，对病种成本具有较大影响。资产折旧及维修费等间接成本是影响病种成本的重要因素。

（三）探索价格动态调整机制

采用抽样调查的方法进行调研，将所得数据进行成本核算及分析，成本核算方法采用以临床路径为基础，按成本发生地进行成本归集的病种成本核算方法。通过成本核算确定病种成本，再结合医疗服务价格的宏观及微观影响因素，确定医疗服务定价与病种成本及相关影响因素之间的关系，进而研究基于临床路径以病种付费为基础的医疗服务定价方法。

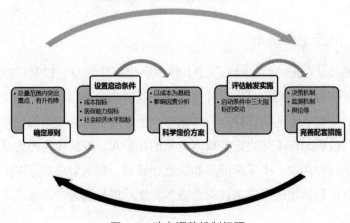

图 2-2　动态调整机制闭环

二、医疗数据治理

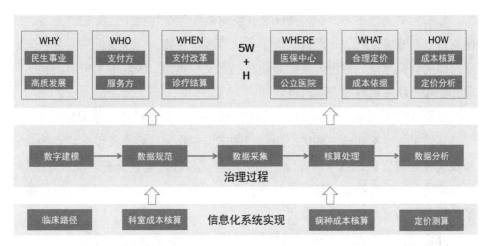

图 2-3　定价数据治理框架

合理定价工作具备典型的数据分析应用特征，需要使用医疗业务行为中的大量临床业务数据和医院经济数据，通过数据治理将一系列相关内容进行数字化规范和整合。在这一过程中还需要通过数据分析提升数据使用价值。

以基于临床路径按病种付费的医疗服务定价研究模型为基础，按照信息化实现数据治理的要求，建立医疗服务定价数据治理框架，采用信息化技术手段支撑定价研究。按照 5W+H 模型，对基本相关要素进行全面分析，以信息化相关技术为依托，系统软件作为数据治理工具，实现定价数据治理。以样本医院实际数据为数据源头和依据，实现数据处理运算过程，形成定价因素测算的数据成果，最终为合理定价提供数字化依据。

（一）数据治理基本要素

按照 5W+H 的管理模型，分析按病种付费医疗服务定价的相关要素，进行全面综合考虑，作为采集源数据，建立分析模型和合理定价的依据和基础，包括如下数据应用六大要素。

分析为什么做本项工作（WHY）。作为政府关注的民生事业，新的历史时期，推动公立医院高质量发展正在开展过程中。深化医疗服务价格改革，深化医保支付方式改革是激活医院高质量发展新动力的重要组成部分。优化医院收入结构，推行医院按病种付费为主的多元复合式医保支付方式，实现合理定价是支付制度改革的重要内容。

分析相关责任主体是谁（Who）在支付制度改革过程中，影响到患者、医保支付方、政府投入方、医院、医护人员等多个主体。合理定价需要兼顾国家及医保的资金总量、对患者诊疗质量、患者支付负担、医院卫生资源消耗的合理补偿和长期发展等多方面内容。

分析在什么时间（When）做这项工作。在医保支付方式改革的过程中，已经开始了按照疾病诊断相关分组付费的试点工作，主要有按照区域点数总额和按病种分值付费试点。医保支付结算已经成为医院医疗资源消耗补偿主体，对医院的收入和对患者的诊疗质量都会产生较大影响。以当前时间点的政策背景为依据，探索合理定价新模式。

分析在什么地点（Where）做这项工作。我国公立医院和医保中心作为医疗保障体系的重要组成部分，担负着资金投入筹集和诊疗服务的重要任务。也是医疗服务定价最终的使用单位，对其开展的主要业务具有较大影响。

明确要做什么事情（What）。公立医院作为非营利性的医疗机构，以医疗成本为依据的合理定价，具备一定的科学性和客观性。以实际的临床路径作为病种成本核算的依据，是实现合理定价的重要基础。

确定如何去做（How）。基于成本核算，进行按病种付费医疗服务定价要素分析，通过数据治理方法手段，以信息系统为支撑，提供合理定价依据。

（二）数据治理过程

基于临床路径按病种付费医疗服务定价数据治理过程，是通过建立数字模型、明确数据规范、数据采集、进行数据处理、实现数据分析结果的几个重要步骤来实现。

建立数字模型是运用数据库管理工具和设计工具，将定价基础要素、定价测算运算逻辑、数据分析结果进行数字化结构定义。明确数据的存储方式，输入输出方式，数据间的运算逻辑关系等内容。采用关系型数据库，按照表空间、数据表、数据字段的方式进行可视化数字建模，是后期数据应用和管理的工作基础。

明确数据规范包括：明确定义表空间名称、存储数据类型、数据存储规范、数据字段基本含义、数据类型、数据范围、数据获取的时间范围及数据的使用方式等内容。一方面保障按照规范的要求及时获取到准确的数据，另一方面保障数据的安全使用。

通过数据采集完成定价基础源数据的获取，样本医院按照数据规范的要求，提供源电子病历数据、收费数据、成本数据等内容，统一存储到分析系统数据库中，作为定价分析的数据基础。

通过数据处理对源数据进行清洗、纠错、分类、离散剔除、重新采集等操作，处理不符合要求的数据和问题数据，保障数据的真实性、合法性、可用性。

按照定价模型的数据逻辑关系和计算方法，进行数据运算及数据分析，呈现数据分析结果，通过多种视角查看数据结果，反应诊疗过程及成本数据的真实情况以及每类因素对成本和病种价格的影响程度。实现数据分析的成果，作为定价的依据。

（三）信息化系统实现

建立支持成本核算和定价分析的软件信息系统，一方面可以解决大量运算复杂度问题，提高工作效率；另一方面加强数据处理的规范性管理，增强约束机制，保障数据准确性；同时通过软件系统增强数据分析的展现结果，使其更易查询，应用更方便。以临床路径管理、科室成本核算、病种成本核算、定价测算分析作为研究的数据治理支撑和实现工具，需要实现如下软件系统。

建立临床路径管理系统，通过样本病种的病案首页信息、收费信息等内容，获取患者在诊疗过程的实际临床路径；通过对同一病种的患者临床路径做整合分析，获取医院病种临床路径；通过离散分析，得到病种关键临床路径，明确关键临床路径的执行科室。

科室成本核算系统，按照《公立医院成本核算规范》（国卫财务发〔2021〕4号），对医院临床诊疗科室进行全成本核算。需要提供医疗服务所发生的全部费用，按照成本项目归集到科室单元，通过分项逐级分步结转法实现临床科室成本核算。

病种成本核算系统，基于科室成本核算的数据基础，按照病种成本计算方法，进行病种成本测算和病种成本核算，实现样本病种的成本计算。

定价测算系统，基于临床路径和病种成本核算结果，获取医疗服务定价基本影响因素，对定价因素影响度进行分析，适度调整定价模型，实现按病种付费医疗服务定价标准，并建立价格动态调整机制，保持价格的时效性和与时俱进能力。

3 医疗服务定价研究方法

医疗服务的属性是公共产品，医疗服务市场也区别于一般的商品市场，具有显著的特殊性：一是医疗服务的公益性决定了它必须以社会效益优先；二是医疗服务需求缺乏价格弹性，价格波动对医疗服务的需求影响很小；三是由于信息不对称，医疗服务供给者诱导需求的情况时有发生。这种特殊性决定了市场机制在该行业中的作用具有局限性。即使是政府放开医疗服务价格，其定价也要兼顾政府和市场的作用。

影响医疗服务项目价格的要素：一是成本，在医疗资源中，成本主要包括人力成本、耗材成本、固定资产折旧费、业务费、公务费等费用，即成本是医院在为患者提供医疗服务的过程中，所产生的各项费用的总和。由于其组成部分较多，因此任意一种费用发生变化，便会对成本的高低产生影响。二是经济水平，相对于经济欠发达的地区来说，沿海发达地区的经济水平更高，人们承受医疗服务价格的能力也更强一些。但在中部地区，人们总体上经济水平不高，价格制定应相对东部地区较低一些。三是供求关系，相对于其他产品而言，医疗服务在总体上缺乏弹性，也就是说其价格不会随着需求的变动而发生明显变动，需求量也不会随着价格的变化而发生显著变化。对于不同的医疗服务项目，其弹性不一致，但总地来说缺乏弹性，这在一定程度上体现出我国医疗卫生供给与需求之间的矛盾。

根据医疗服务的属性、医疗服务项目价格构成要素和医疗服务定价方法技术路线的设计理念，本研究运用文献研究、数据分析和专家咨询等方法，在讨论医疗服务定价方法时进行了充分翔实的调查分析。调查分析各环节同时采用了对应的研究方法，如剔除偏差确定范围环节的样本选取法、计算分析成本环节的病种成本计算法、确定关键影响因素环节的定价影响因素分析法和分析关键影响因素，实现闭环管理环节的动态调整机制（见图3-1）。

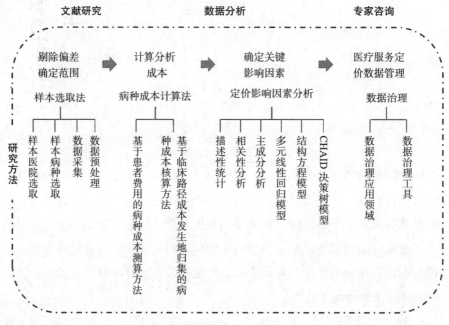

图 3-1 医疗服务定价各环节研究方法

一、样本选取方法

（一）样本医院选取

研究试点选择考虑了不同的地区。国家发展改革委员会对我国东、中、西部的划分，是政策上的划分，而不是行政区划，也不是地理概念上的划分。将我国划分为东部、中部和西部三个地区始于1986年，由全国人大六届四次会议通过的"七五"计划正式公布。东部地区包括北京、天津、河北、辽宁、上海、江苏、浙江、福建、山东、广东和海南11个省（市）；中部地区包括山西、内蒙古、吉林、黑龙江、安徽、江西、河南、湖北、湖南、广西10个省（自治区）；西部地区包括四川、贵州、云南、西藏、陕西、甘肃、青海、宁夏、新疆9个省（自治区）。以此划分为依据，本研究选择不同经济发展水平的东、中、西部各一个地区的部分医院作为样本医院，样本医院的选取基本标准为：①医院类型相同，均为三级医院；②医院有较完善的信息系统；③医院成本数据易获取。

综合考虑病种付费试点、医院成本核算基础和医院科室设置情况等因素，我们进行样本医院的选择。东部地区经济发展水平普遍较高，基于数据获取便利性的考虑选择北京作为样本医院所在地。中部和西部地区选择2019年GDP增速较高和人均GDP较相近的省份，中部选择江西省（2019年GDP增速8.0%，人均GDP5.3万）、西部选择四川省（2019年GDP增速7.5%，人均GDP5.6万）作为样本地区。

（二）样本病种选取

病种的选择标准为：①各样本医院中数据库结算病例数较多；②诊疗流程较规范；③临床路径较明确。

根据2020年1月2日国家卫生健康委办公厅《关于印发有关病种临床路径（2019年版）的通知》（国卫办医函〔2019〕933号）发布的2019年版224个有详细临床路径的病种，结合实际情况，从较常见的手术例数较多的病种进行筛选，具体见表3-1。

表3-1　病种选择明细表

所在学科	疾病编码	病种名称
妇产科	ICD-9-CM-3:74.1	子宫下段剖宫产术
	ICD-10:N80.001 ICD-9-CM-3:68.3/68.4/68.5	子宫腺肌病，行全子宫切除术
骨科	ICD-10:M16 ICD-9-CM-3:81.51	髋关节骨关节炎（原发性或继发性），行全髋关节置换术
	ICD-10:S82.101 ICD-9-CM-3:79.36	胫骨平台骨折，行切开复位内固定术
	ICD-10:M17 ICD-9-CM-3:81.54	重度膝关节骨关节炎，行全膝关节置换术

续表

所在学科	疾病编码	病种名称
骨科	ICD-10:S72.3 ICD-9-CM-3:79.35	股骨干骨折，行股骨干骨折内固定术
眼科	ICD10:H25 ICD-9-CM-3:13.41+13.71	老年性白内障，行白内障超声乳化摘除术＋人工晶状体植入术（IOL）
胸外科	ICD-10:J47 ICD-9-CM-3:32.3/32.4/32.4/32.5	支气管扩张症，肺段切除术／肺叶切除术／复合肺叶切除术／全肺切除术
耳鼻喉科	ICD-10:J35.0 ICD-9-CM-3:28.2	慢性扁桃体炎，行扁桃体切除术
呼吸内科	ICD-10:J85.2）	肺脓肿

在样本医院对上表中的病种进行数据提取。在获取的数据中，子宫下段剖宫产术数据量大，主诊断清晰，符合样本要求，适合进行研究；子宫腺肌病，行全子宫切除术仅有 7 例，且患者同时进行多种手术，费用差别巨大，不适合本研究，予以剔除；髋关节骨关节炎（原发性或继发性），行全髋关节置换术有 115 例，初步判定符合纳入标准，予以保留；胫骨平台骨折，行切开复位内固定术未能导出数据，予以剔除；重度膝关节骨关节炎，行全膝关节置换术有 1,256 例，初步判定符合纳入标准，予以保留；股骨干骨折，行股骨干骨折内固定术仅 8 例，且患者同时进行多种手术，费用差别巨大，不适合本研究，予以剔除；老年性白内障，行白内障超声乳化摘除术＋人工晶状体植入术（IOL）有 3,151 例，初步判定符合纳入标准，予以保留；支气管扩张症，肺段切除术／肺叶切除术／复合肺叶切除术／全肺切除术共 18 例，例数太少，予以剔除；慢性扁桃体炎，行扁桃体切除术有 122 例，初步判定符合纳入标准，予以保留；肺脓肿有 30 例，但费用差别巨大，不适合本研究，予以剔除。

经过如上过程的反复筛选，结合样本地区多个样本医院提供数据的可研究性，最终确定对样本医院中以下病种进行研究：①骨科 - 髋关节骨关节炎（原发性或继发性），行全髋关节置换术；②骨科 - 重度膝关节骨关节炎，行全膝关节置换术；③耳鼻喉科 - 慢性扁桃体炎，行扁桃体切除术；④眼科 - 老年性白内障，行白内障超声乳化摘除术＋人工晶状体植入术（IOL）；⑤2 型糖尿病；

⑥子宫下段剖宫产术；⑦原发性肝细胞癌，行肝段切除术；⑧肺良性肿瘤、肺炎性假瘤，行肿瘤摘除术、肺局部切除术或肺叶切除术；⑨纵隔良性肿瘤（包括纵隔囊肿），行纵隔良性肿瘤切除术。

二、病种成本计算方法

医院成本核算是指医院对其业务活动中实际发生的各种耗费，按照确定的成本核算对象和成本项目进行归集、分配，计算确定各成本核算对象的总成本、单位成本等。医院成本项目包括人员经费、卫生材料成本、药品成本、固定资产折旧、无形资产摊销、医疗风险基金、其他运行费等7大类。按照计入成本核算对象的方式分为直接成本和间接成本。直接成本是指确定由某一成本核算对象负担的费用，包括直接计入和计算计入的成本。间接成本是指不能直接计入成本核算对象的费用，应当由医院根据医疗业务特点，选择合理的分配标准或方法分配计入各个成本核算对象。

按照成本核算的不同对象，可分为科室成本、诊次成本、床日成本、医疗服务项目成本、病种成本、按疾病诊断相关分组（DRG）成本。

科室成本是指以科室为核算对象，按照一定流程和方法归集相关费用、计算科室成本的过程。科室成本核算的对象是按照医院管理需要设置的各类科室单元。按照服务性质，医院科室可分为临床服务类、医疗技术类、医疗辅助类、行政后勤类科室。科室成本本着相关性、成本效益关系及重要性等原则，采用阶梯分摊法，按照分项逐级分步结转的方式进行三级分摊，最终将所有科室间接成本分摊到临床服务类科室，分摊参数可采用人员、面积比例等。

诊次成本核算是指以诊次为核算对象，将科室成本进一步分摊到门急诊人次中，计算出诊次成本的过程。采用三级分摊后的门急诊科室总成本，计算出诊次成本。

床日成本核算是指以床日为核算对象，将科室成本进一步分摊到住院床日中，计算出床日成本的过程。采用三级分摊后的临床住院科室总成本，计算出床日成本。

医疗服务项目成本核算是指以各科室开展的医疗服务项目为对象，归集和分配各项费用，计算出各项目单位成本的过程。医疗服务项目成本核算对象是指各地医疗服务价格主管部门和卫生健康行政部门、中医药主管部门印发的医疗服务收费项目，不包括药品和可以单独收费的卫生材料。常见的计算单个医疗服务项目成本的方法有作业成本法、成本当量法、成本比例系数法等。

病种成本核算是指以病种为核算对象，按照一定流程和方法归集相关费用，计算病种成本的过程。病种成本核算方法主要有自上而下法（Top-Down Costing）、自下而上法（Bottom-Up Costing）和成本收入比法（Cost-to-Charge Ratio，CCR）。

自上而下法以成本核算单元成本为基础计算病种成本。按照以下步骤开展核算：①统计每名患者的药品和单独收费的卫生材料成本费用，形成每名患者的药耗成本。②将成本核算单元的成本剔除所有计入患者的药品和单独收费的卫生材料成本费用后，采用住院天数、诊疗时间等作为分配参数分摊到每名患者。③将步骤①和步骤②成本累加，形成每名患者的病种成本。④将同病种患者归为一组，然后将组内每名患者的成本累加形成病种总成本，采用平均数等方法计算病种单位成本。病种总成本 = ∑该病种每名患者成本。某病种单位成本 = 该病种总成本 / 该病种出院患者总数。

自下而上法以医疗服务项目成本为基础计算病种成本。按照以下步骤开展核算：①将医疗服务项目成本、药品成本、单独收费的卫生材料成本对应到每名患者后，形成每名患者的病种成本。某患者病种成本 = ∑（该患者核算期间内某医疗服务项目工作量 × 该医疗服务项目单位成本）+ ∑药品成本 + ∑单独收费的卫生材料成本。②将同病种患者归为一组，然后将组内每名患者的成本累加形成病种总成本，采用平均数等方法计算病种单位成本。病种总成本 = ∑该病种每名患者成本。某病种单位成本 = 该病种总成本 / 该病种出院患者总数。

成本收入比法以服务单元的收入和成本为基础计算病种成本，通过计算医院为患者提供的各服务单元的成本收入比值，利用该比值将患者层面的收入转换为成本。按照以下步骤开展核算：①计算各服务单元的成本收入比值：某服务单元成本收入比 = 该服务单元成本 / 该服务单元收入。②计算患者病种成本：某患者病种成本 = ∑该患者某服务单元收入 × 该服务单元成本收入比。③将同病种患者归为一组，然后将组内每名患者的成本累加形成病种总成本，采用平均数等方法计算病种单位成本。病种总成本 = ∑该病种每名患者成本，某病种单位成本＝该病种总成本／该病种出院患者总数。

　　本研究按照公立医院成本核算规范，基于科室全成本核算数据，采用自上而下法、成本收入比法等病种成本核算方法作为基础方法，结合作业成本法基本理论方法和患者实际消耗卫生资源测算数据，建立基于临床路径发生地的病种成本核算方法模型，进行实际病种成本核算。以 ICD9 和 ICD10 的病种定义标准为基础，确定 10 个典型病种，作为病种成本研究分析样例，面向 10 家不同地区的三甲医院，取得符合条件的样本病历信息。建立离散分析模型，纠偏剔除非典型病历，最终获取典型病历信息作为病种成本核算的基本分析数据源。在成本测算和病种成本核算的基础上，采用多种分析方法进行成本分析，进行临床路径分析，建立基于病种成本的定价模型，为按病种付费提供数字化依据，具体见下图 3-2。

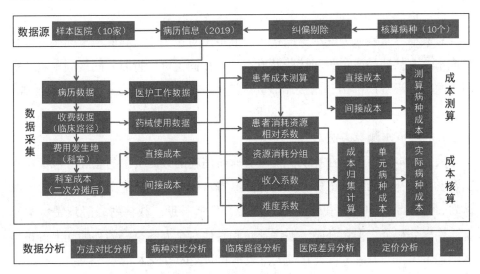

图 3-2　病种成本计算思路图

（一）方法依据

　　本研究选择两种方法对成本数据进行分析研究，第一种方法是基于患者费用计算成本，即成本数据主要以样本医院 2019 年度所有符合要求的病例费用为基础（成本测算），第二种方法是按照成本核算的基本原理和方法，进行病种实际成本核算（成本核算）。即根据临床路径成本发生地（科室）进行成本归集，对病种诊疗实际投入资源状况和工作量，诊疗难度系数等要素进行测算，作为分配实际成本的重要参数依据，从而实现病种实际成本核算的核算方法。此方法的成本数据主要来源于调研表，针对本次研究的数据特点和目标，综合作业成本法、自上而下法、自下而上法、成本收入比法等方法的特点和优势，进行病种成本核算方法适度优化，产出本次研究的病种成本。

（二）基于患者费用的病种成本测算方法

根据 ICD9、ICD10 编码选取 2019 年全年符合要求的样本，如有受 2019 年 6 月 15 日医耗联动综合改革影响的患者，即入院日期、出院日期跨越 6 月 15 日的患者，予以剔除。具体成本计算方法如下。

计算每例患者的成本，分为直接成本和间接成本，直接成本包括人力成本、卫生材料成本、药品成本等可以直接计入的成本。间接成本包括人力成本、固定资产折旧、其他成本等需要分摊计入的成本。

总成本 = 直接人力成本 + 间接人力成本 + 直接卫生材料成本 + 间接卫生材料成本 + 直接药品成本 + 间接药品成本 + 直接固定资产折旧 + 间接固定资产折旧 + 直接无形资产推销 + 间接无形资产摊销 + 医疗风险基金 + 直接其他成本 + 间接其他成本

1. 人力成本测算方法

人力成本是指医院在提供医疗服务时所消耗的人力资源的总和，包括基本工资、津贴补贴、绩效工资、社会保障缴费、伙食费、其他工资福利支出、离休费、退休费、退职（役）费、抚恤费、生活补助、救济费、医疗费、奖励金、住房公积金、提租补贴、购房补贴和其他对个人和家庭的补助支出等。根据消耗主体，人力成本分为直接人力成本和间接人力成本。

2. 卫生材料成本测算方法

卫生材料成本是指医院在提供医疗服务过程中所耗费的所有卫生材料的成本。包括：血费、氧气费、放射材料费、化验材料费、高值耗材费和其他卫生材料成本等，根据是否收费分为可收费卫生材料和不可收费卫生材料，根据消耗主体分为直接卫生材料成本和间接卫生材料成本。通常，不可收费材料均作为间接材料费进行计算。

3. 药品成本测算方法

药品成本是指医院各科室在提供医疗服务过程中耗费的药品成本，包括西药费、中成药费和中草药费等。根据是否收费分为可收费药品成本和不可收费药品成本，根据消耗主体可分为直接药品成本和间接药品成本。通常不可收费药品成本均作为间接药品成本进行计算。

4. 固定资产折旧成本测算方法

固定资产折旧成本是指医院各科室按规定提取固定资产折旧，如房屋折旧费、大型医疗设备折旧费、汽车折旧费等。按照具体使用情况，可分为直接固定资产折旧费和间接固定资产折旧费。

5. 无形资产摊销成本测算方法

无形资产摊销成本是指医院各科室按规定计提的无形资产摊销。按照使用情况可分为直接无形资产摊销费和间接无形资产摊销费。直接无形资产摊销直接计入，间接无形资产分摊收入。

6. 医疗风险基金测算方法

医疗风险基金是指各科室按规定计提的医疗风险基金。

7. 其他成本测算方法

其他成本是指医院在提供医疗服务过程中发生的，不能计入人力成本、卫生材料成本、药品成本、固定资产折旧、无形资产摊销、医疗风险基金中的成本，包括办公费、印刷费、咨询费、手续费、水费、电费、邮电费、取暖费、物业管理费、差旅费、因公出国（境）费用、维修（护）费、租赁费、会议费、培训费、公务接待费、低值易耗品、劳务费、委托业务费、工会经费、福利费、公务用车运行维护费、其他交通费用和其他商品和服务支出等。

（三）基于临床路径按成本发生地进行成本归集的病种成本核算方法

本研究方法借鉴《公立医院成本核算规范》（国卫财务发〔2021〕4号）文件中病种成本核算的理念和方法。病种成本核算方法主要有自上而下法（Top-Down Costing）、自下而上法（Bottom-Up Costing）和成本收入比法（Cost-to-Charge Ratio, CCR）。

自下而上法是通过项目成本叠加计算得到病种成本，对项目成本核算有一定的需求，涉及的医院科室比较多，而且受到医院运营精细化管理程度不足的影响，获取数据的效率较低，数据准确度可能会有所欠缺，所以本次研究没有采用。

自上而下方法简便易操作，对于项目成本是否核算没有要求。成本收入比法以服务单元的收入和成本为基础计算病种成本，通过计算医院为患者提供的各服务单元的成本收入比值，利用该比值将患者层面的收入转换为成本。所以本次研究引入自上而下法、成本收入比法对成本数据进行核算分析。

运用自上而下的成本计算和分摊方法进行成本归集的病种成本核算方法，由于此方法精确到每名患者，对于数据处理有一定的挑战。本研究将成本规范的方法进行借鉴和演变，同时结合作业成本法的基本理论，对病种成本核算方法进行操作层面优化，建立本次研究的成本核算方法。

本研究核算的病种成本是由某病种在其临床路径发生科室的服务单元成本累加构成，首先在三级分摊核算科室成本的基础上，核算病种的服务单元成本。服务单元包括：临床服务类服务单元主要为病房服务单元，医疗技术类服务单元主要为检查化验服务单元、手术麻醉服务单元、药品供应服务单元、耗材供应服务单元等。服务单元的直接成本包括：人力成本、材料成本、药品成本、设备成本、其他成本等。服务单元的间接成本包括：管理科室分摊成本、医辅科室分摊成本等。服务单元的成本通过数据采集，按照标准格式，由各家医院提供科室成本核算二次分摊后的数据进行核算得出结果。

在科室核算单元的基础上，按照资源的组织和分类方式，划分成本组，如医师诊疗成本组、护理成本组、技师成本组、材料成本组、药品成本组、设备成本组、其他成本组、科室间接成本组等。针对每组成本采用符合其业务特点的病种成本核算方法。药品成本和材料成本，包括直接计入采购成本，通过分摊方式计入的药剂科、库房等管理成本。人员成本根据医师诊疗作业、护理作业、检查检验作业、手术作业等环节人力资源投入状况，以调研数据为参数，分摊科室的实际人力成本。设备成本以工时为单位，通过分摊方式计入病种。科室间接成本，采用成本收入比法的核算思路，引入难度系数和间接成本分摊系数，分摊到病种。

依据成本发生地的不同将成本按地点划分为：病房成本、手术麻醉成本和检查化验成本，具体成本计算方法如下。

1. 病房成本核算方法

病房成本指某病种患者在病房发生的成本合计，例如：某科室病房，既收治该病种的患者，也收治其他病种患者；同时也存在同一病种患者由多个不同病房收治的情况，这就需要根据实际情况，对每个患者所在病房分别计算成本后再进行分摊、加总。

病房的医疗服务有其自身特点，患者可能在接受一对一的护理、换药、输液服务的同时，也在接受一对多或是多对多的查房、会诊等服务，即便是患同一疾病的患者，其服务时间、服务次数及服务内容也会因个体的不同要求而情况各异，从整体的医护服务中分别统计出对每个患者的服务量存在一定的困难。因此在计算病房成本时，建议以住院时长为参数来计算患者的成本消耗量，计算每日病房成本，根据住院床日累加计算患者的病房成本，具体计算方法如下。

病房成本＝直接人力成本＋间接人力成本＋直接卫生材料成本＋间接卫生材料成本＋直接药品成本＋间接药品成本＋直接固定资产折旧＋间接固定资产折旧＋直接无形资产摊销＋间接无形资产摊销＋医疗风险基金＋直接其他成本＋间接其他成本

（1）病房人力成本

病房人力成本是指某病种患者在病房期间消耗的人力资源成本合计，分为直接人力成本和间接人力成本。

（2）病房卫生材料成本

病房卫生材料成本是指某病种患者在病房期间消耗的卫生材料成本合计，分为直接卫生材料和间接卫生材料。

（3）病房药品成本

病房药品成本是指某病种患者在病房期间消耗的药品成本合计，分为直接药品成本和间接药品成本。

（4）病房固定资产折旧

病房固定资产折旧是指某病种患者在病房期间消耗的归属于病房的固定资产折旧合计。分为直接固定资产折旧和间接固定资产折旧。

（5）病房无形资产摊销

病房无形资产摊销是指某病种患者在病房期间消耗的归属于病房的无形资产摊销合计。分为直接无形资产摊销和间接无形资产摊销。

（6）病房医疗风险基金

病房医疗风险基金一般将某病房医疗风险基金作为间接成本，依据一定的参数分摊到某患者身上。分摊参数一般为住院床日或患者总费用占医疗收入比例等，所有住院患者分摊医疗风险基金的总和应等于病房医疗风险基金。

（7）病房其他成本

病房其他成本是指某病种患者在病房期间消耗的除人力成本、卫生材料成本、药品成本、固定资产成本、无形资产摊销、医疗风险基金以外的成本合计。其他成本一般也作为间接费用进行分摊。分摊参数为平均占用床日数、医疗收入占比等。

2. 手术麻醉成本核算方法

手术麻醉成本是指某病种需要手术和麻醉的患者在手术室发生的人员、卫生材料、药品、固定资产等的消耗之和。手术室是一个比较特殊的地点，它为患者实施手术提供必要的场所和条件，从地点上讲是固定的，但是患者、医师、麻醉师是不停流转的，每例手术所消耗的卫生材料和药品也会随着患者病情的不同而变化。因此手术麻醉的固定资产以及其他成本（如水、电、气等）是相对固定的，可通过手术时间作为分摊系数进行成本分摊，而人员费用、卫生材料、药品成本会随患者而发生变化，应根据实际情况直接计算。

（1）手术麻醉人力成本

手术麻醉人力成本是指发生在手术室和麻醉科的人员消耗，分为直接人力成本和间接人力成本。

（2）手术麻醉卫生材料成本

手术麻醉卫生材料成本是指发生在手术室和麻醉科的卫生材料消耗，分为直接卫生材料成本和间接卫生材料成本。

（3）手术麻醉药品成本

手术麻醉药品成本是指发生在手术室和麻醉科的药品消耗，分为直接药品成本和间接药品成本。

（4）手术麻醉固定资产折旧

手术麻醉固定资产折旧是指发生在手术室和麻醉科的固定资产折旧，分为直接固定资产折旧和间接固定资产折旧。

（5）手术麻醉无形资产摊销

手术麻醉无形资产摊销是指某病种患者分摊到的手术室和麻醉科的无形资产摊销，无形资产摊销通常根据一定的参数，作为间接成本分摊到手术患者身上，分摊参数为手术时长、该患者手术麻醉收入占全院手术麻醉总收入的比重等，所有手术患者的无形资产摊销之和应等于手术室和麻醉科的无形资产摊销合计。

（6）手术麻醉医疗风险基金

手术麻醉医疗风险基金是指某病种患者分摊到的手术室和麻醉科的医疗风险基金，医疗风险基金通常根据一定的参数作为间接成本分摊到手术患者身上，分摊参数为手术时长、该患者手术麻醉收入占全院手术麻醉总收入的比重等，所有手术患者的医疗风险基金之和应等于手术室和麻醉科的医疗风险基金合计。

（7）手术麻醉其他成本

手术麻醉其他成本是指发生在手术室和麻醉科的除人力成本、卫生材料成本、药品成本、固定资产折旧、无形资产摊销、医疗风险基金等的其他消耗之和。

3. 检查化验成本核算方法

检查化验成本是指某病种患者在进行检查、化验时所消耗的费用之和。患者在医院所做的各项医技检查项目是非常明确的，都可通过医嘱记录查到，并且每一项检查的操作流程都是标准化的，涉及的人员、材料、设备等也相对固定，因此对于检查化验成本可先计算出项目成本，再通过项目累加的方法计算患者的检查化验成本。

（1）检查化验人力成本

检查化验人力成本是指某病种患者在进行检查或化验时消耗的人员成本。如检验科人员、化验科人员、检查化验标本和材料运送人员等，分为直接人力成本和间接人力成本。

（2）检查化验卫生材料成本

检查化验卫生材料成本是指某病种患者在进行检查或化验时消耗的卫生材料成本，如血液化验需要的无菌采血管、采血针、棉签，尿液化验需要的尿杯、试管等，分为直接卫生材料成本和间接卫生材料成本。

（3）检查化验药品成本

检查化验药品成本是指某病种患者在进行检查或化验时消耗的药品成本，如磁共振造影剂、做胃镜的利多卡因或者达克罗宁胶浆等，分为直接药品成本和间接药品成本。

（4）检查化验固定资产折旧

检查化验固定资产折旧费是指某病种患者在进行检查或化验时使用或分摊的固定资产折旧，分为直接固定资产折旧和间接固定资产折旧。

（5）检查化验无形资产摊销

检查化验无形资产摊销是指某病种患者在进行检查或化验时使用或分摊的无形资产摊销。

（6）检查化验医疗风险基金

检查化验医疗风险基金是指某病种患者在进行检查或化验时分摊的医疗风险基金。

（7）检查化验其他成本

检查化验其他成本是指某病种患者在进行检查或化验时使用或分摊的其他成本。

4. 其他核算单元成本核算方法

其他核算单元是除病房、手术麻醉、检查化验等核算单元以外的成本发生地。

其他核算单元的成本分为直接成本和间接成本，直接成本包括直接人力成本、直接卫生材料费、直接药品费等直接计入和计算计入的成本；间接成本分为间接人力成本、间接卫生材料费、间接药品费、间接固定资产折旧、间接无形资产摊销、间接其他费用等分摊计入的成本。

其他核算单元实际服务时间是指此核算单元在提供医疗服务时的有效诊疗时间，包含医护人员诊疗时间和加班诊疗时间等。某病种患者平均占用服务时间是指某病种患者在其他核算单元就诊时间加总除以某病种患者人次。

（1）其他核算单元人力成本

其他核算单元的人力成本是指某病种患者在其他核算单元消耗的人力资源成本合计，分为直接人力成本和间接人力成本。

（2）其他核算单元卫生材料成本

其他核算单元的卫生材料成本是指某病种患者在核算单元期间消耗的卫生材料成本合计，分为直接卫生材料和间接卫生材料。

（3）其他核算单元药品成本

其他核算单元药品成本是指某病种患者在其他核算单元期间消耗的药品成本合计，分为直接药品成本和间接药品成本。

（4）其他核算单元固定资产折旧

其他核算单元固定资产折旧是指某病种患者在其他核算单元期间消耗的归属于其他核算单元的固定资产折旧合计。分为直接固定资产折旧和间接固定资产折旧。

（5）其他核算单元无形资产摊销

其他核算单元无形资产摊销是指某病种患者在其他核算单元期间消耗的归属于此的无形资产摊销合计。分为直接无形资产摊销和间接无形资产摊销。

（6）其他核算单元其他成本

其他核算单元其他成本是指某病种患者在其他核算单元就诊期间消耗的除人力成本、卫生材料成本、药品成本、固定资产成本、无形资产摊销以外的成本合计。其他费用一般也作为间接费用进行分摊。分摊参数为平均占用服务时间、医疗收入占比等。

三、医疗服务定价影响因素分析方法

本研究运用描述性统计分析方法、相关性分析方法、主成分分析方法、多元线性回归模型分析方法、结构方程模型（sem 方程）分析方法和 CHAID 决策树模型分析方法等统计学方法及工具对每个病种的成本计算结果进行分析描述，进而对不同方法间、不同病种间、不同医院间的测算结果进行对比分析。

（一）描述性统计分析方法

描述性统计，是指通过表格、图形以及计算概括性数据来描述数据特征的统计方法。以表格形式呈现，有简单直观的特点，通常用来描述数据的均值、标准差、中位数等统计数值，优势是可以直观观察到数据的统计型分布，利用获得的相关数据进行频数分析、离散程度分析以及绘制一些基本的统计图形，以观察数据结构，方便后续清洗数据。

本研究用描述性统计方法来分析病种成本各潜在影响因素数据的统计分布。具体来说即分析各变量的标准差以观察数据离散程度，观察均值、各阶分位数以观察数据首尾分布，以判断患者年龄、医疗机构类型、住院天数等因素的数据平稳程度以及调研数据是否适合用做研究。对不平稳的数据要进行缩尾或者截尾处理，即清洗数据，使数据分布更均匀。

运用该方法需要注意的是，为了方便进一步的分析，需要将原始数据统一数量级，本研究中选择对数化处理某些变量。

（二）相关性分析方法

相关性分析方法是研究两个或两个以上处于同等地位的随机变量间的相关关系的统计分析方法。与回归分析相比，特点主要是相关性分析侧重于发现随机变量间的种种相关特性。通常描述变量间相关性关系可以通过相关表、相关图、相关系数矩阵来实现，本研究中使用相关系数矩阵来展示变量之间相关关系，通过初步判断各医院成本潜在影响因素之间以及影响因素与成本之间是否存在高相关性，从而决定要不要做出进一步的因果关系分析。一般在做统计回归之前，都需要进行相关关系分析。

在运用这种方法时，同样需要注意将相关变量统一数量级，比如对数值普遍偏大的变量做对数化处理。

方法运用过程中需要注意的问题是对待不同属性的变量（连续型变量或离散型变量）要使用不同的统计方法进行分析，以 stata 软件为例，连续型变量之间一般选择做 pearson 相关性分析，连续型变量和离散变量之间要做卡方检验判断相关性。

（三）主成分分析方法

在探究每个病种成本的影响因素过程中，我们首先使用主成分分析方法对影响医疗成本的潜在因素进行分析。

主成分分析方法是利用降维技术将多个原始变量用少数几个综合变量（即"主成分"）来代替，每一个综合变量集中了所代表的原始变量的大部分信息，因此可以反映这些变量的共同特征。这种方法的优势首先在于将多变量处理为较小变量集，更易于数据分析和可视化；在研究医疗服务定价影响因素时，将不同类因素整合为少数几个指标，有利于观察出每个主成分中各项因素的贡献，即对医疗成本的影响程度，便于有侧重地选取某些原始指标进行分析。其次可消除原始指标之间的相关影响，因为这种方法将原始指标进行变换后形成相互独立的主成分，便于在不受各影响因素多重共线性的干扰下，进行下一步计量回归分析以观察医疗成本各潜在影响因素的作用力度。通过对每个潜在因素进行主成分分析，我们针对每个病种找到了对形成医疗成本贡献最大的几个因素（不同病种或有不同的影响因素）。

在主成分分析之前需要将变量做标准化处理，以满足服从正态分布。离散型变量不能使用该方法。在主成分分析之后，我们根据找到的几个影响因素结合不同病种医疗成本和医疗费用建模，采用最小二乘法回归。

（四）多元线性回归模型分析方法

多元线性回归模型分析方法是将需要研究的因变量对两个及两个以上需要研究的自变量做回归分析，以研究变量间因果关系的统计方法。

特点在于需要根据每个因素的回归系数判断出这些因素对某病种医疗成本的影响是否显著以及影响力度大小。使用这种方法的优势在于，首先，将研究变量之间的因果关系以更直观易懂的方式展现。其次，是在回归分析中，只要采用的模型和数据相同，通过标准的统计方法可以计算出唯一的结果，但在图和表的形式中，变量之间关系的解释往往因人而异，因此我们选择医疗成本和医疗费用作为因变量，各个潜在影响因素作为自变量进行建模回归。再次，回归分析可以准确地计量各个因素之间的相关程度与回归拟合程度的高低，提高预测方程式的效果，且多元回归分析法比较适用于实际经济问题。在我们的研究中，通过回归得到拟合方程，有利于在将来根据成本影响因素预测医疗成本以及医疗费用，便于合理安排预算以及为医疗服务合理制定价格。

本研究根据不同地区的不同病种分类，针对不同影响因素做了多元线性回归分析，以得出住院天数、患者年龄、病房医生数等因素对直接人力成本、卫生材料成本等成本因素的影响力度。相较于其他研究单病种成本影响因素，这种方法对研究不同地域医院成本的影响因素是有贡献的；而且我们在构建医疗费用影响因素模型时，将各医疗成本因素也考虑在内，以考察医院成本负担对患者医疗费用的影响。

运用此方法需要对数据进行同一数量级处理，而且一般在做描述性统计和相关性分析时就已完成数据处理。使用这种方法尽量全部使用连续型变量参与回归，当存在大量离散型变量时，尤其是类别变量，很可能出现完全共线性，影响回归结果的呈现。

（五）结构方程模型（sem 方程）分析方法

在研究处理现实问题时，有时需处理多个原因、多个结果的关系，或者会碰到不可直接观测的变量（即潜变量），这些都是传统的统计方法不能很好解决的问题。结构方程模型分析方法的一大优势就是可以将多个希望研究的因变量放在一起、并且同时进行考察，在研究某两个因素相互作用的同时，兼顾了其他因素的影响，这样得出的结果也更加真实、可信，研究所获得的信息更加充分、安全，更加符合变量之间真实的关系。

本文运用结构方程模型，并充分考虑年龄、性别、医保类型、医院所在地区、医疗机构类型、手术护士最高级别、病房医生最高级别等特征，研究这些特征在有相互作用的情况下对于费用和成本的影响情况，并且本文考虑的特征完整性也是超越同类文章的。本文的研究结果表明：患者人口特征对临床路径和成本的影响最大，提示在制定按病种付费标准时应充分考虑患者的情况，将付费标准的差异最大化归于患者情况的不同。

（六）CHAID 决策树模型分析方法

CHAID 决策树模型即卡方自助交互检测，由 Kass 于 1980 年提出，提出初始主要用于检验两个变量之间的关系。CHAID 模型是决策树中一种基本的分类与回归方法，效率相对较高，该方法可以从大量冗杂的数据集中，自动搜索出隐藏在数据集中具有特殊关系的信息，构建决策树，从而获得数据中蕴含的知识信息。

使用 CHAID 决策树模型一般需要有如下步骤：①数据收集，收集范围不限，离散数据、连续型数据均可，能接受缺失数据，不需要标准化；②每个分支代表一个判断结果的输出，最后每个叶节点代表一种分类结果，可以检查分类结果是否符合预期；③训练算法，在分类的过程中需要监督学习，也就是在给出一部分分类结果一致的样本的情况下，通过学习样本，可以得到一个决策树，决策树能够对新的数据给出正确的分类。可以将数据分为训练集和测试集，对测试集再做一组决策树的数据结构；④测试算法，使用经验数计算错误率，当错误率达到了可接受的范围时，表示 CHAID 模型的结果可以被接受。

CHAID 算法每一步的选择都是以与因变量具有最强交互作用的自变量作为分类节点，且每一个解释变量与因变量的卡方检验都是自动完成的，依据自动侦测出的卡方显著性水平来确定分割节点，生成非二元树，预测范围内更加细化，如果预设变量在卡方显著性方面还达不到标准时，CHAID 决策树会合并这些类别，输出的数据可以是数值型也可以是分类变量。CHAID 算法在数据挖掘分类过程中表现得更加智能，其具有机器学习的特点，又融入了统计学显著性检验的相关因素，既适用于分类变量也适用于连续型变量。

CHAID 既支持字符型，也支持数值型的输出目标类型，这和我们所使用的数据具有很高的契合性。CHAID 算法可以构建多叉树，一次对一个变量切分出多个统计显著的分支，并通过统计显著性检验角度确定当前最佳分组变量和分割点，进而优化树的分枝过程。

相比于神经网络之类的黑盒分类模型，决策树在逻辑上可以得到很好的解释。

CHAID 决策树模型的效果：给出特征变量能否对病种成本产生影响以及重要性度量，有助于找出控制成本的主要因素。得到详细的决策树分类规则，有助于理解与解释算法对数据进行决策分类的详细过程。

本研究使用某些输入变量，比如年龄等因素对医院单病种成本合计和费用的影响，确定单病种结算模式下的病例成本和费用组合，根据模型的节点来确定成本组合的分类规则，得出每个病例组中病种成本超过中位数的例数。

首先根据各输入变量与成本合计的相关性强弱，判断根节点代表的变量名称，然后将该变量的取值分为几个区间，在每个区间下，继续判断其他输入变量和成本合计的相关性强弱，产生下一个节点。最后根据每个节点下，高成本组或低成本组病例数判断输入变量对成本合计的影响。

四、数据治理研究方法

（一）数据治理应用领域

业务领域数据治理：数据治理首先关注以日常业务操作过程实现及过程管理为特征的日常工作业务，包括挂号、收费、医生工作站、护理工作站、医嘱、药品供应、耗材供应、设备使用、采购安装、后勤服务、人员变动、OA等业务管理领域所涉及的内容。业务领域数据是伴随业务发生的过程产生的，是数据信息的产生源头，及时、准确记录和维护，反映业务发生的真实状态是数据管理的第一步，也是基本环节。通过一系列信息相关的过程来实现业务操作和职责分工的系统，可以按照 5W+H 的管理模型来建设，明确谁（Who），在什么时间（When）和地点和环境（Where）下，为什么（Why），采取什么行动（What），使用了什么方法（How）。需要通过医院业务基础数据为本项目的研究提供基础数据，包括患者样本病历、患者诊疗信息、费用信息、成本信息、工作量信息等内容。

管理领域数据治理：站在医院管理层面，通过建立医院的组织结构，明确各个部门和人员的工作职责，梳理部门间协同关系，建立医院诊疗业务的工作流程，保障临床质量，实现对医院智慧管理的过程，是提升医院综合服务能力的方法和手段。包括财务管理、预算管理、成本核算、物流管理、人员管理、绩效评价、医务管理、质量管理、卫生资源合理配置、内控管理等一系列内容。对业务数据的规范建设，颁布相应的管理制度和流程规范建设，提出明确的管理要求，数字化实现全面的管理过程和环节，是管理领域数据治理的重要内容。基于医院财务管理规范，成本核算管理规范，建立适用于本项目的病种成本核算方法，是本项目的重点内容。

分析应用数据治理：通过业务环节和管理环节，单位在正常运转的过程中产生了大量数据，通过数据分析医院临床业务和运营过程的真实状态，发现管理中可能存在的问题，为医院的经营预测和投资决策提供辅助支持，为医药卫生体制改革提供数字化依据，作为医药卫生持续改善和发展的动力和依据，是当前在大数据应用领域各个单位重点关注的内容。使用大数据管理技术手段是通过数据采集、数据整理、建立多维数据、实现数据分析的过程。基于病种的临床路径和病种成本，运用大数据技术和分析方法，实现医疗服务定价研究的基本目标。

（二）数据治理工具

数据治理是一个复杂的管理过程，经过多年实践和工作总结，通过数据元、主数据、数据表等数据的基本表达方式，实现数据的结构化管理。通过数据建模、数据采集、数据计算、数据展现、数据应用等方式实现数据治理的全生命周期管理。通过数据规范、数据质量、数据安全等管理方法，保证数据的及时性和可靠性，提升数据质量，实现数据资产的管理。通过软件管理系统，承载数据治理的关键要素，在工作执行的过程中，同步实现数据的全过程管理。

数据机构化管理：元数据是管理数据基本单元和最小单元，是数据治理的核心要素，是一切数据管理和使用的基础。通过元数据管理定义每一个数据基本单元，包括名称、数据类型、值域、内涵意义等内容。对于需要共享的数据单元，按照主数据的管理模式，进行统一定义，实现不同部门和组织之间，在不同的应用场景下统一管理。数据表是在一定的应用场景下，多个数据元组成的，作为管理业务数据的基本单元，是在业务场景中，管理数据的一种结构方式。通过数据元、主数据、数据表等方式实现数据的结构化管理，作为后期数据存储及应用的基础。

全生命周期管理：在数据结构化基础上，建立数据存储模型，逻辑计算模型等实体可存储、操作性的数据模型。基于数据模型的数据需求，进行数据采集，按照模型的计算逻辑进行数据处理和计算，得到管理需要的数据。通过页面表格等方式，对数据按照不同的组织结果展现，实现数据的应用过程。数据的全生命周期管理业务的全过程管理同步，发挥数据管理最大价值。

数据质量管理：构建一套完整的数据标准体系，数据标准作为关于数据的业务、技术和管理含义集合，有利于打通数据底层的互通性，提升数据的可用性，定义数据规范，通过标准定义、标准查询、标准发布等环节实现数据标准规范的统一和执行。按照规范的要求，管理数据的采集质量，保障数据的真实性和合法性，具备一定质量的数据集合，形成数据资产，加强数据资产管理，通过权限、加密、备份等多种方式保证数据的安全，做到不泄露、不丢失、不被破坏，数据的质量保障是业务质量的保障前提。

软件系统管理：软件系统是落实数据治理成果、实现业务系统顺利开展的重要工具和手段，包括数据库建设、数据采集、数据保存、数据应用计算、数据成果展现等，也是保存数据资产的重要媒介。

病种成本作为病种价格的主要影响因素之一，对病种价格的制定起着重要作用。通过对病例的特征及成本要素分析，研究分析影响病种价格的主要因素及其影响程度。本研究选择了 3 个样本地区、9 家样本医院，并确定了 8 个样本病种，运用第三章两种病种成本计算方法计算了样本病种成本。现从已研究的样本病种中选取 2 个病种，分别为子宫下段剖宫产术和老年性白内障行白内障超声乳化摘除术＋人工晶状体植入术（IOL）。我们对两个病种展开深入分析，分析分为两部分，一是病种成本结构分析，二是不同医院两个病种的病种成本比较分析。

一、病种成本结构分析

（一）子宫下段剖宫产术病种成本分析

1. 样本病例基本情况分析

患者年龄、住院天数、医保类型等因素都是影响病种费用和成本的主要指标，通过分析各个指标的特征及各指标与费用、成本之间的关系我们可以更加明确各指标对病种成本、费用的影响程度。

（1）样本病例的基本特征

样本医院子宫下段剖宫产术符合样本研究要求的例数共177例，样本的主要特征描述如下表4-1。

表4-1 样本病例特征描述表

特征	内容
年龄	年龄最小的患者为18岁，年龄最大的患者为43岁，患者平均年龄为30岁
住院天数	住院天数最短为3天，最长为10天，平均住院天数为4.97天
医保类型	样本病例以医保患者为主，占比约为89.83%，自费患者18例，占比约为10.17%。样本涵盖4种医保类型，分别为城镇职工基本医疗保险的患者7例，城镇居民基本医疗保险的患者1例，新型农村合作医疗保险的患者116例，其他社会保险的患者35例
病例费用情况	样本病例中最低总费用为6,447元，最高总费用为16,648元，平均总费用为6,962元

（2）样本病例的手术基本情况

在调研的样本病例中，子宫下段剖宫产术样本病例的手术以3级手术为主，3级手术例数占总手术例数的比重约为60%；其次是2级手术，占总手术例数的比例约为36%，1级和4级手术例数占总手术例数的比例较少，具体例数如图4-1所示。

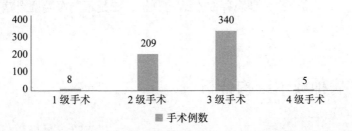

图4-1 子宫下段剖宫产术样本病例手术级次分析图（单位：台次）

从子宫下段剖宫产术式数量来看，主手术下行其他术式情况较普遍，其中主手术主要有两种：子宫下段横切口和子宫下段直切口。主手术剖宫产术-子宫下段横切口下行2种以上手术的例数占比为85%，行3种以上手术的病例例数占比为65%；主手术剖宫产术-子宫下段直切口下行2种手术的病例例数占比为73%，行3种手术的病例例数占比为33%。从样本数据看，主手术为子宫

下段横切口的样本病例行辅手术 1 和辅手术 2 的比例显著高于主手术为子宫下段直切口的样本病例。（如图 4-2）

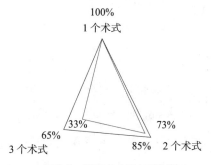

图 4-2　子宫下段剖宫产术主手术下行其他术式情况分析图

在子宫下段剖宫产手术中，除主手术外，辅助手术级别代表了手术的难易程度和风险系数，也是影响病种费用和成本的重要因素。样本病例的辅手术 1 中 3 级手术例数占比最高，占总手术例数的比例为 47%，其次为 1 级手术，占总手术例数比例为 36%；而辅手术 2 中 1 级手术例数占总手术例数比例最高，为 50%，其次为 3 级手术，占总手术例数比例为 34%。（如图 4-3）

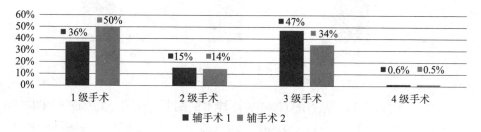

图 4-3　子宫下段剖宫产术其他术式手术级别分析图

从手术切口分析，3 级切口病例数量占总手术例数比例最高，为 98%，2 级切口病例数量占总手术例数比例为 1.6%。综合分析子宫下段剖宫产术样本病例的手术情况与病种的费用及成本发现，子宫下段剖宫产手术的术式数量、手术级次及切口级次与病种成本费用均紧密相关。（如图 4-4）

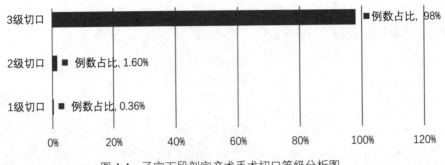

图 4-4 子宫下段剖宫产术手术切口等级分析图

病种手术术式数量与病种次均费用紧密相关。从病例数量分析，合并 3 个术式的病例数量最多，其次为合并 2 个术式的病例；只有 1 个术式的病例数量最少。从次均费用分析，合并 3 个术式的病例次均费用为 13,269 元，2 个术式的病例次均费用为 11,742 元，1 个术式的次均费用为 10,801 元，即每增加一个术式，平均增加约 1,600 元。（如图 4-5）

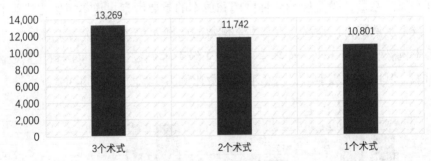

图 4-5 术式与均次费用比较分析图（单位：元）

手术级次高低与病种费用直接相关。样本医院所有子宫下段剖宫产术样本病例中共计有 4 个手术级次，与费用呈明显的正相关：4 级手术病例的次均费用为 21,410 元；3 级手术病例的次均费用为 12,686 元；2 级手术病例的次均费用为 12,251 元；1 级手术的病例次均费用为 11,583 元。（如图 4-6）1、2、3 级手术之间次均费用差异不明显，4 级手术与 1、2、3 级手术次均费用差异较大。主要原因为 4 级手术对医生职称要求较高，人力成本投入高。同时，4 级手术病例患者病情较复杂，耗费的卫生材料、药品及固定资产时长均较多，因此成本相对较高。

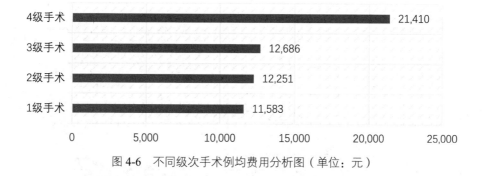

图 4-6　不同级次手术例均费用分析图（单位：元）

2. 基于患者费用的病种成本测算方法结果分析

采用基于患者费用的病种成本计算方法，数据来源主要是病案首页及收费清单，数据获取难度相对较小。由此方法计算得成本合计最高为 21,079 元，最低为 10,050 元，平均成本为 14,223 元。收益最高为 -1,793 元，最低为 -5,303 元，平均收益为 -3,597 元。通过分析可知，住院天数、年龄、术式复杂程度和切口等级均影响患者实际费用。住院天数较长、患者年龄偏大、手术术式较为复杂且切口等级较高会导致患者医疗总费用较高（见表 4-2）。由图 4-7 可见，子宫下段剖宫产术的医疗总费用与测算的成本呈线性趋势。

表 4-2　子宫下段剖宫产术基于患者费用测算的成本收益分析表（单位：元）

项目	平均值	最大值	最小值
年龄	30	43	18
住院天数	5	10	3
总费用	10,626	16,648	6,447
直接人力成本	4,707	4,707	4,707
间接人力成本	917	1,437	556
直接卫生材料成本	3,200	7,043	606
间接卫生材料成本	2,104	3,297	1,277
直接药品成本	1,790	4,146	520
间接药品成本	82	128	50
直接固定资产折旧费	882	882	882
间接固定资产折旧费	164	258	100
间接无形资产摊销费	6	10	4

续表

项目	平均值	最大值	最小值
医疗风险基金	11	17	6
间接其他成本	360	564	218
成本合计	14,223	21,079	10,050
收益	-3,597	-1,793	-5,303

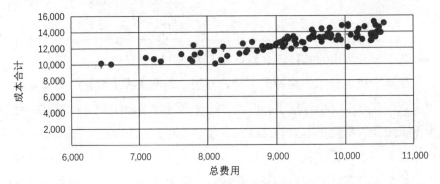

图4-7　子宫下段剖宫产术全样本成本费用散点图（单位：元）

3. 基于临床路径以成本发生地为归集中心的病种成本分析

基于临床路径以成本发生地为归集中心的病种成本核算方法，临床路径是资源消耗的主要依据，成本发生地点是成本归集的主要媒介。依据临床路径中成本发生地的不同将成本划分为病房成本、检查化验成本和手术麻醉成本。将患者治疗过程中发生的医疗、护理等工作内容按照发生地点进行归集，既能明确医疗过程中的医疗责任，又便于掌握在各地点发生的成本情况，有针对性地对各地点的成本进行分析和管理，对深化病种成本管理具有积极作用。该方法下，数据一部分来源于对临床一线专家进行现场访问，一部分来源于患者收费清单及财务报表。临床调研数据通过调研表采集，内容主要包括两个部分：第一部分包含临床相关数据，即根据临床路径调查病房、手术室、麻醉科医护人员工作内容及时间，设备使用情况，卫生材料使用情况，药品使用情况。第二部分是财务相关数据，包含各职称医师、护士、麻醉师全年平均工资等。

直接成本直接归集，间接成本如间接人员经费、间接固定资产折旧费、间接无形资产摊销费、间接其他成本等，采用医疗收入占比、手术时长，占用床日数等指标进行分摊计算。

（1）按成本要素分析

表 4-3 子宫下段剖宫产术病种成本要素分布表（单位：元）

子宫下段剖宫产术病种成本		
人力成本	直接	4,743
	间接	1,086
卫生材料成本	直接	2,139
	间接	1,749
药品成本	直接	2,472
	间接	68
固定资产折旧	直接	3,528
	间接	202
无形资产摊销	直接	-
	间接	-
医疗风险基金	直接	11
	间接	-
其他成本	直接	3
	间接	385
成本合计	直接	12,897
	间接	3,491

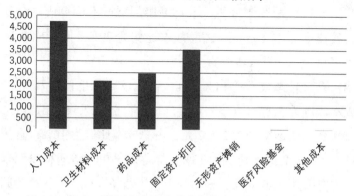

图 4-8 子宫下段剖宫产术病种直接成本分析图（单位：元）

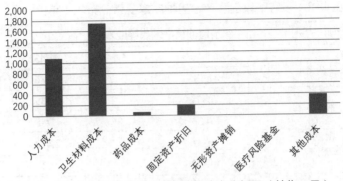

图 4-9　子宫下段剖宫产术病种间接成本分析图（单位：元）

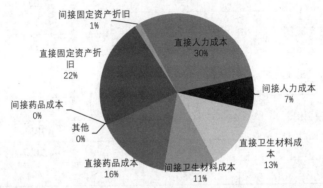

图 4-10　子宫下段剖宫产术病种成本各成本要素占比情况图

对计算结果按成本要素分析，子宫下段剖宫产术测算成本合计为 16,388元，其中直接成本为 12,897 元，占总成本比例为 79%；间接成本为 3,491 元，占总成本比例为 21%。总成本中直接人力成本、固定资产折旧、药品成本及卫生材料成本占该病种总成本的 81%：其中占比较高的是直接人力成本为 4,743元，占总成本比例为 30%；直接固定资产折旧金额为 3,528 元，占总成本比例为 22%；直接药品成本金额为 2,472 元，占总成本比例为 16%；直接卫生材料成本为 2,139 元，占总成本比例为 13%。样本病例中，该病种以现行按项目收费计算的平均费用为 10,626 元，根据基于临床路径以成本发生地为归集中心的病种成本核算方法计算的收益为 -5,762 元，即样本医院每收治一位子宫下段剖宫产术患者，医院亏损 5,762 元。

（2）按成本发生地分析

表 4-4　子宫下段剖宫产术基于临床路径按成本发生地进行成本归集的成本要素分析表

（单位：元）

	固定资产折旧		无形资产摊销		人力成本		卫生材料成本		药品成本		医疗风险基金		其他成本		成本合计	
	直接	间接	直接	间接	直接	间接	直接	间接	直接	间接	直接	间接	直接	间接	直接	间接
病房成本	3,482	183	-	-	2,573	974	0	1,741	1,043	68	0	-	-	359	7,099	3,325
手术麻醉成本	42	19	-	-	2,134	106	2,027	8	1,429	0	10	-	-	25	5,642	158
检验成本	4	1	-	-	36	6	113	-	0	-	0	-	3	1	156	8

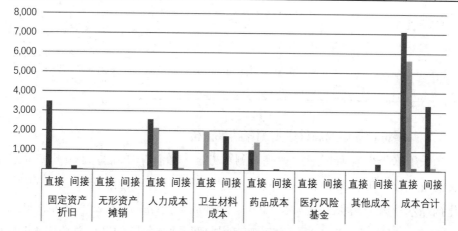

图 4-11　子宫下段剖宫产术代表性成本基于临床路径成本发生地进行成本归集（单位：元）

按照成本发生地分析，病种子宫下段剖宫产术总成本中病房成本占比最高，其次是手术麻醉成本。从各成本发生地的成本要素看，病房成本中人力成本、固定资产成本、间接卫生材料成本和药品成本占比较高；手术室成本中人力成本、直接卫生材料和直接药品成本占比最高。整体来看，人力成本、卫生材料成本和药品成本是该病种主要成本，三项合计占总成本比例为 79%。通过进一步分析患者的年龄、住院床日和切口等级可知，住院床日较长、切口等级较高的患者，病房成本、手术麻醉人力成本、手术麻醉卫生材料成本等均较高；年龄较大患者的检查化验成本高于年龄较小患者，手术切口等级略高于年龄较小患者，因此导致年龄较大患者的总成本高于年龄较小患者。

（二）老年性白内障，行白内障超声乳化摘除术＋人工晶状体植入术（IOL）病种成本分析

1. 样本病例基本情况分析

样本医院老年性白内障，行白内障超声乳化摘除术＋人工晶状体植入术（IOL）符合本研究的例数共 1,059 例，样本的主要特征描述如下表 4-5。

表 4-5　样本病例特征描述表

特征	内容
年龄	年龄最小的患者为 16 岁，年龄最大的患者为 94 岁，患者平均年龄为 73 岁
患者性别	男性 467 例，女性 592 例
住院天数	住院天数最短为 1 天，最长 9 天，平均住院天数为 2 天
病例费用情况	样本病例中最低总费用为 700 元，样本最高总费用为 23,529 元，平均总费用为 6,627 元

2. 基于患者费用的病种成本测算结果分析

采用基于患者费用的病种成本测算方法，数据来源主要是病案首页及收费清单，数据获取难度相对较小。此方法测得老年性白内障，行白内障超声乳化摘除术＋人工晶状体植入术（IOL）病种成本合计最高为 25,852 元，最低为 1,611 元，平均成本为 6,235 元。同病种与现行项目收费的平均总费用 6,627 元相比，收益最高为 3,248 元，最低为 -3,412 元，平均收益为 392 元（以上平均数均为算术平均），详情见表 4-6。由图 4-12 老年性白内障，行白内障超声乳化摘除术＋人工晶状体植入术（IOL）全样本成本费用散点图可见，老年性白内障，行白内障超声乳化摘除术＋人工晶状体植入术（IOL）的成本与费用呈线性趋势。通过分析数据可知年龄较大患者的住院天数、卫生材料费和药品费均高于年龄较小患者，因此导致年龄较大患者总费用高于年龄较小患者。

表 4-6　老年性白内障，行白内障超声乳化摘除术 + 人工晶状体植入术（IOL）基于患者费用测算的成本收益数据表（单位：元）

项目	平均值	最大值	最小值
年龄	72	94	16
住院天数	2	9	1
总费用	6,627	23,529	700
直接人力成本	1,165	1,165	1,165
间接人力成本	755	2,681	80
直接卫生材料成本	3,087	18,783	0
间接卫生材料成本	426	1,512	45
直接药品成本	159	720	0
间接药品成本	114	404	12
直接固定资产折旧费	75	75	75
间接固定资产折旧费	78	278	8
间接无形资产摊销费	2	8	0
医疗风险基金	7	24	1
间接其他成本	170	602	18
成本合计	6,235	25,852	1,611
收益	392	3,248	-3,412

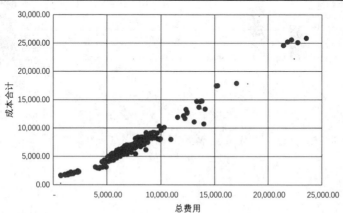

图 4-12　老年性白内障，行白内障超声乳化摘除术 + 人工晶状体植入术（IOL）全样本成本费用散点图（单位：元）

3. 基于临床路径以成本发生地为归集中心的病种成本分析

基于临床路径以成本发生地为归集中心的病种成本核算方法，临床路径是资源消耗的主要依据，成本发生地点是成本归集的主要媒介。依据临床路径中成本发生地的不同将成本划分为：病房成本、医技成本和手术麻醉成本。将患者治疗过程中所发生的医疗护理等工作内容按照发生地点进行归集，既能明确临床路径中的医疗责任，又便于掌握在各地点发生的成本情况，有针对性地对各地点的成本进行分析和管理，对深化病种成本管理具有积极作用。该方法下，数据一部分来源于实地调研，一部分来源于患者收费清单及财务报表。临床数据通过调研表采集，内容主要包括：设备使用情况、卫生材料使用情况，药品使用情况。财务数据主要包括：各职称医师、护士、麻醉师全年平均工资。以上数据用于测算直接成本；全院间接人员经费、间接固定资产折旧费、间接无形资产摊销费、间接其他成本通过全院医疗收入占比、手术时长，占用床日数等指标进行分摊计算。

（1）按成本要素分析

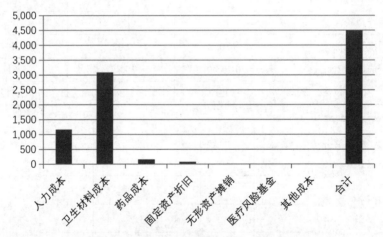

图 4-13 老年性白内障，行白内障超声乳化摘除术＋人工晶状体植入术（IOL）代表性直接成本分析图（单位：元）

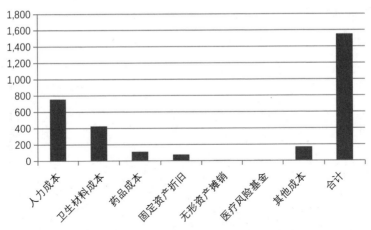

图 4-14　老年性白内障，行白内障超声乳化摘除术＋人工晶状体植入术（IOL）代表性间接
成本分析图（单位：元）

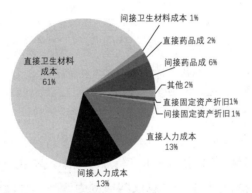

图 4-15　老年性白内障，行白内障超声乳化摘除术＋人工晶状体植入术（IOL）代表性
成本占比分析图（单位：元）

　　对计算结果按成本要素分析，老年性白内障，行白内障超声乳化摘除术＋人工晶状体植入术（IOL）代表性成本合计为 8,988 元，从成本结构分析，老年性白内障，行白内障超声乳化摘除术＋人工晶状体植入术（IOL）直接成本为 6,967 元，占总成本比例为 77%，间接成本为 2,021 元，占总成本比例为 22%。总成本中直接卫生材料成本、直接人力成本和间接人力成本合计占该病种总成本的 87%，其中，占比最高的是直接卫生材料成本，为 5,492 元，占总成本比例为 61%；直接人力成本金额为 1,204 元，占总成本比例为 13%；间接人力成本为 1,160 元，占总成本比例为 13%。该病种现行按项目收费计算的平均费用为 6,627 元，根据基于临床路径以成本发生地为归集中心的病种成本核

算方法计算的收益为 -2,361 元，即样本医院每收治一名老年性白内障，行白内障超声乳化摘除术 + 人工晶状体植入术（IOL）患者，亏损 2,361 元。

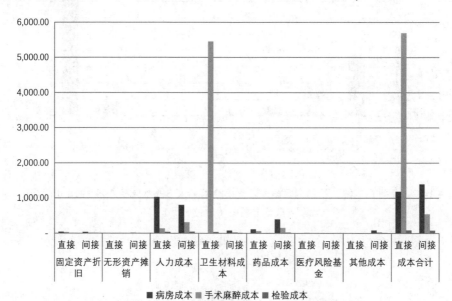

图 4-16　老年性白内障，行白内障超声乳化摘除术 + 人工晶状体植入术（IOL）代表性成本基于临床路径成本发生地进行成本归集（单位 : 元）

按照成本发生地分析，老年性白内障，行白内障超声乳化摘除术 + 人工晶状体植入术（IOL）总成本中，手术麻醉成本占总成本比例最高，占总成本比例为 69%；其次是病房成本，占总成本比例为 29%。直接成本中，手术麻醉成本占总成本比例最高，占总成本比例为 82%，原因是手术麻醉成本中直接卫生材料成本高。间接成本中，病房成本占总成本比例最高，为 69%，原因是病房成本中间接人力成本高。直接卫生材料成本中，手术麻醉成本占总成本比例为 99%，表明大部分卫生材料在手术麻醉时使用；直接人力成本中，病房成本占总成本比例为 85%。结合患者年龄、住院床日等进行分析得出，住院天数较长患者的直接人力成本、间接人力成本、直接卫生材料成本、间接卫生材料成本、直接固定资产折旧、间接固定资产折旧等成本均高于住院天数较少的患者，年龄较大患者的住院天数普遍高于年龄较小患者。因此，年龄较大患者的病房成本、手术麻醉成本均高于年龄较小患者。

（三）两种成本计算方法下病种成本比较分析

通过对样本地区的样本病例运用基于患者费用的病种成本测算方法和基于临床路径以成本发生地为归集中心的病种成本核算方法两种方法对子宫下段剖宫产术和老年性白内障，行白内障超声乳化摘除术＋人工晶状体植入术（IOL）两个病种的病种成本进行计算，现对计算结果进行对比分析。

1. 子宫下段剖宫产术

基于患者费用的病种成本测算方法以患者实际发生费用为基础，数据主要来源于病案首页及收费清单；基于临床路径以成本发生地为归集中心的病种成本核算方法以临床路径为基础，按照成本发生地进行成本归集，数据来源主要是样本医院调研表及成本报表，两种方法各有优势，现从成本结构及收益状况两个方面对两种方法的病种成本计算结果进行比较分析。

子宫下段剖宫产术基于临床路径以成本发生地为归集中心的病种成本核算方法计算的病种成本为 16,388 元，该病种按照现行按项目收费的平均总费用为10,626 元，根据临床路径以成本发生地为归集中心的病种成本核算方法计算的子宫下段剖宫产术总收益为 -5,762 元；基于患者费用的病种成本测算方法计算的平均成本为 14,223 元，平均收益为 -3,597 元，具体见下表 4-7。

表 4-7　两种病种成本计算方法下的子宫下段剖宫产术病种成本分析

（单位：元）

核算方法 成本项目	基于患者费用成本测算方法	基于临床路径按成本发生地进行成本测算方法
病种成本总额	14,223	16,388
直接成本	10,579（74%）	12,897（79%）
其中：人力成本	4,707（33%）	4,743（29%）
卫生材料	3,200（23%）	2,139（13%）
药品	1,790（13%）	2,472（15%）
固定资产折旧	—	3,528（22%）
间接成本	3,644（26%）	3,491（21%）
病种平均收费	10,626	10,626
例均结余	-3,597	-5,762

通过基于患者费用的病种成本测算方法和基于临床路径以成本发生地为归集中心的病种成本核算方法两种方法计算子宫下段剖宫产术病种成本结果大致相同。对成本要素进行分析，人力成本为最主要成本，卫生材料成本占比也较高。因此，人力成本和卫生材料成本是影响子宫下段剖宫产术病种成本的主要因素（详见表4-7）。从病种成本计算方法分析，基于临床路径以成本发生地为归集中心的病种成本核算方法在人力成本分配上具有优势，一线医疗专家对于医疗服务时间和护理时间的评价优于按照收入比例分配；基于患者费用的病种成本测算方法的药品和耗材数据来源是收费清单，收费清单完整记录了患者药品和耗材的详细消耗情况，基于临床路径以成本发生地为归集中心的病种成本核算方法的药品和耗材数据来源于调研表，一定程度上受一线医护专家的主观影响。收费清单中卫生材料和药品使用记录的精度高于调研数据，因此，基于患者费用的病种成本测算方法在直接卫生材料和直接药品成本测算上更具优势。

2. 老年性白内障，行白内障超声乳化摘除术 + 人工晶状体植入术（IOL）

基于患者费用的病种成本测算方法以患者实际发生费用为基础，数据主要来源于病案首页及收费清单；基于临床路径以成本发生地为归集中心的病种成本核算方法以临床路径为基础，按照成本发生地进行成本归集，主要数据来源于样本医院调研表及成本报表。两种方法各有优势，现从成本结构及收益状况两个方面对两种方法的老年性白内障，行白内障超声乳化摘除术 + 人工晶状体植入术（IOL）病种成本计算结果进行比较分析。

根据临床路径以成本发生地为归集中心的病种成本核算方法计算得出病种成本为 8,988 元，该病种根据现行按项目收费的平均总费用为 6,626 元，根据临床路径按成本发生地进行归集的病种成本核算方法计算平均收益为 -2,361 元；基于患者费用测算的平均成本为 6,234 元，平均收益为 391 元。

根据临床路径按成本发生地进行归集的病种成本核算方法计算的病种成本中直接成本为 6,967 元，占总成本比例为 78%，间接成本为 2,021 元，占总成本比例为 22%；基于患者费用测算的平均成本中，直接成本为 4,491 元，占总成本比例为 72%，间接成本为 1,743 元，占总成本比例为 28%。从成本要素角度分析，基于临床路径以成本发生地为归集中心的病种成本核算方法中占比较高的是卫生材料直接成本，金额为 5,492 元，占比 61%；直接人力成本金额为 1,204 元，占比 13%；间接人力成本为 1,159 元，占比 13%；三项合计占病种成本的 87%。基于患者费用测算的平均成本中占比较高的同样是卫生材料直接成本，金额为 3,086 元，占比 50%；直接人力成本为 1,165 元，占比 19%；间接人力成本为 755 元，占比 12%；三项合计占病种成本的 80%。

通过两种方法计算老年性白内障，行白内障超声乳化摘除术＋人工晶状体植入术（IOL）病种成本的结果大致相同。对成本要素进行分析，卫生材料成本为最主要成本、其次为人力成本。因此，人力成本和卫生材料成本是影响老年性白内障，行白内障超声乳化摘除术＋人工晶状体植入术（IOL）病种成本的主要因素。

病种的直接成本可追踪性和可管理性优于间接成本，因此，直接成本占比是评价成本核算质量的重要依据。比较分析两种病种成本计算方法的计算结果，两种方法计算的病种成本结果大致相同，基于临床路径以成本发生地为归集中心的病种成本核算方法在老年性白内障，行白内障超声乳化摘除术＋人工晶状体植入术（IOL）成本核算中，充分反映了直接成本占比较高，占总成本比例为 78%，优于基于患者费用成本测算方法下的直接成本 72%。

从方法的操作看，基于临床路径以成本发生地为归集中心的病种成本核算方法在人力成本分配上具有优势，一线医疗专家对于医疗服务时间和护理时间的评价优于按照收入比例分配；基于患者费用的成本测算方法在直接卫生材料和药品成本测算上具有优势，收费清单完整记录了患者的详细收费情况，卫生材料和药品使用记录的精度高于调研数据。

二、不同医院病种成本比较分析

通过前文所述两种病种成本计算方法（即：基于患者费用的病种成本测算方法和基于临床路径以成本发生地为归集中心的病种成本核算方法）对不同医院的同病种进行病种成本计算，可以比较两种病种成本计算方法在不同医院的可行性和适用性，推动方法不断完善；同时，不同医院的成本管理水平和病种成本结构分布情况不同，通过对不同医院的同病种计算结果进行横向比较，有利于了解不同医院的病种成本情况，从而改善医院病种成本管理水平，优化成本结构和资源配置，促进病种价格制定的合理化。

（一）子宫下段剖宫产术病种成本分析

前文用两种病种成本计算方法对三个样本地区共 4 家样本医院的子宫下段剖宫产术进行了病种成本计算，样本医院分别为 B 地区的样本医院 A，J 地区的样本医院 D 和样本医院 B、S 地区的样本医院 C。现对三个地区其中 3 个样本医院（A、B、C）的子宫下段剖宫产术病种成本数据进行多角度对比分析。

1. 不同医院样本病例基本情况比较分析

（1）样本病例年龄比较分析

3 个样本医院的所有样本数据中，患者平均年龄为 32 岁，平均最大年龄为 48 岁，平均最小年龄为 22 岁，具体情况如下表 4-8。

表 4-8　样本医院患者年龄分布情况表

地区	医院	平均年龄	最大年龄	最小年龄
B 地区	样本医院 A	37	48	29
J 地区	样本医院 B	30	43	18
S 地区	样本医院 C	31	54	20
	合计	32	48	22

B 地区样本医院 A 病例年龄主要分布在 38~39 岁，其病例数量为 34 例，36~37 岁病例数量为 23 例，40~41 岁病例数量为 23 例，可见该病例多见于 35~41 岁人群，具体情况如下图 4-17。

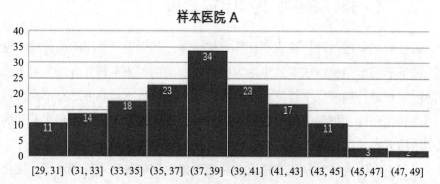

图 4-17　样本医院 A 病例年龄分布图

J 地区样本医院 B，病例年龄主要分布在 27~32 岁，病例数量为 91，25~26 岁病例数量为 23，36~38 岁病例数量为 19 例，可见该病例多见于 27~32 岁人群，具体情况如下图 4-18。

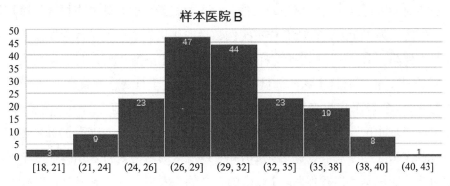

图 4-18 样本医院 B 病例年龄分布图

S 地区样本医院 C 病例年龄主要分布在 29~34 岁病例，数量为 251 例，25~28 岁病例数量为 100 例，35~36 岁病例数量为 36 例，可见该病种多见于 25~36 岁人群，具体情况如下图 4-19。

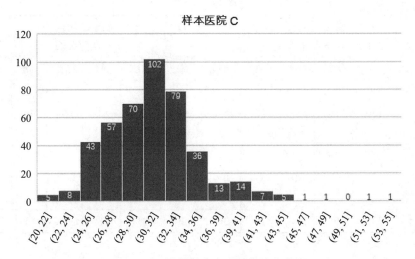

图 4-19 样本医院 C 病例年龄分布图

综合三个样本地区患者数量，行子宫下段剖宫产术的病例年龄主要分布在 28~34 岁，病例数量为 3,373 例，其次为 35~38 岁，病例数量为 1,353 例，第三为 24~27 岁，病例数为 1,041 例。在对该病种进行定价时，应着重考虑该年龄段人群的身体特征情况及成本情况。

（2）样本病例医保类型比较分析

样本医院 A 和 B 中的医保类型有城镇职工基本医疗保险、公费医疗、全自费和新型农村合作医疗保险及其他。分布数量最多的是新型农村合作医疗保险，病例数为 117 人，占所有样本病例数量的比例为 35%；其次为城镇职工基本医疗保险，共 96 人，占所有样本病例数量的比例为 29%；其他类型人员数量为 81 人，占所有样本病例数量的比例为 24%；全自费患者数量为 29 人，占比为 9%；公费医疗患者数量为 10 人，占比为 3%。B 地区的 156 例患者中，城镇职工基本医疗保险类型的患者最多，数量为 89 例，占比为 57%，无新型农村合作医疗类型患者，原因是 2019 年 B 地区的新型农村合作医疗已全部变更为城镇居民基本医疗保险。J 地区的 177 例患者中，新型农村合作医疗类型患者占比最高，占比为 66%，患者数量为 117 例。如表 4-9 所示：新型农村合作医疗保险类型的患者发生子宫下段剖宫产术的概率更高，原因可能是该类患者由于思想观念原因，更易产生高龄生产及多胎生产的可能。

表 4-9　样本医院医保类型分布图（单位：元）

地区	总例数	城镇职工基本医疗保险		公费医疗		全自费		新型农村合作医疗保险		其他	
		例数	占比	例数	占比	例数	占比	例数	占比	例数	占比
B 地区 样本医院 A	156	89	57%	10	6%	11	7%	0	0%	46	29%
J 地区 样本医院 B	177	7	4%	0	0%	18	10%	117	66%	35	20%
合计	333	96	29%	10	3%	29	9%	117	35%	81	24%

样本医院A

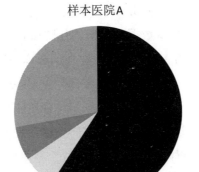

■ 城镇职工基本医疗保险 ■ 全公费 ■ 全自费 ■ 其他

图 4-20　样本医院 A 医保类型分布图

样本医院B

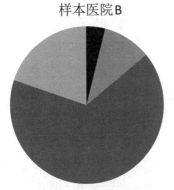

■ 城镇职工基本医疗保险 ■ 全自费 ■ 新型农村合作医疗保险 ■ 其他

图 4-21　样本医院 B 医保类型分布图

合计

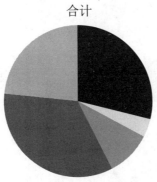

■ 城镇职工基本医疗保险 ■ 全公费 ■ 全自费 ■ 新型农村合作医疗保险 ■ 其他

图 4-22　样本医院合计医保类型分布图

（3）样本病例住院日比较分析

3个样本医院的全部样本数据中，平均住院床日为5.3天，最大住院床日为10天，最小住院床日为3天。其中，B地区样本医院A的平均住院床日为5天，最大住院床日为10天，最小住院床日为3天；J地区样本医院B的平均住院床日为5天，最大住院床日为10天，最小住院床日为3天；S地区样本医院C的平均住院床日为6天，最大住院床日为10天，最小住院床日为3天。（如表4-10）从住院床日的具体分布情况来看，3个样本医院的最大住院床日和最小住院床日基本相同，但平均住院床日存在差异，这表明各样本医院管理存在差异，部分医院住院床日管理还存在改进空间，进而影响病种成本和定价。

表4-10 样本地区平均住院床日对比表（单位：个）

地区	医院	平均住院床日	最大住院床日	最小住院床日
B地区	样本医院A	5	10	3
J地区	样本医院B	5	10	3
S地区	样本医院C	6	10	3
合计		5.3	10	3

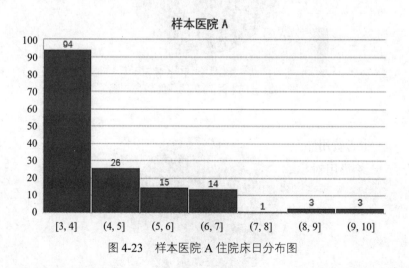

图4-23 样本医院A住院床日分布图

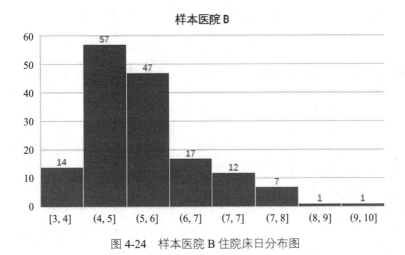

图 4-24　样本医院 B 住院床日分布图

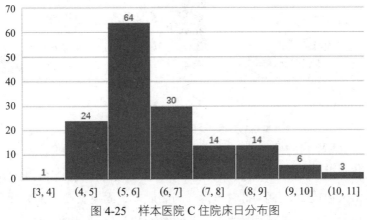

图 4-25　样本医院 C 住院床日分布图

2. 基于患者费用测算的病种成本分析

　　基于患者费用对样本数据进行病种成本测算，B 地区样本医院 A 病例数 156 人，例均费用 6,962 元，基于患者费用测算的例均成本为 9,825 元，结余 -2,863 元 / 例，结余率为 -41%。其中，病种成本中直接成本 7,849 元，间接成本 1,977 元。J 地区样本医院 B 的病例数 177 例，例均费用为 10,626 元，基于患者费用测算的例均成本为 16,866 元，结余 -6,240 元 / 例，结余率为 -59%，其中直接成本 13,232 元，间接成本 3,634 元；S 地区样本医院 C 病例数量为 443 人，例均费用 11,535 元，基于患者费用测算的例均成本为 15,410 元，结余 -3,876 元 / 例，结余率 -34%，其中直接成本 8,342 元，间接成本 7,068 元。

具体情况如表4-11子宫下段剖宫产术样本医院成本结余情况对比表：

表4-11　样本医院成本结余情况对比表（单位：元）

病种简称	医院	例数	例均费用	直接成本	间接成本	成本合计	结余	结余率
子宫下段剖宫术	样本医院A	156	6,962	7,849	1,977	9,825	-2,863	-41%
子宫下段剖宫术	样本医院B	177	10,626	13,232	3,634	16,866	-6,240	-59%
子宫下段剖宫术	样本医院C	443	11,535	8,342	7,068	15,410	-3,876	-34%

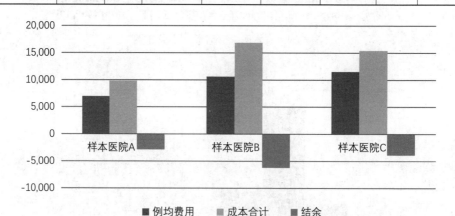

图4-26　样本医院子宫下段剖宫产术费用成本结余图（单位：元）

采用基于患者费用测算病种成本的方法进行病种成本测算，子宫下段剖宫产术成本由人力成本、卫生材料成本、药品成本、固定资产折旧、无形资产摊销、医疗风险基金和其他成本构成。（如图4-27）J地区样本医院B的该病种成本最高，原因是样本医院B的卫生材料成本、固定资产折旧等成本明显高于B地区样本医院A和S地区样本医院C。但S地区样本医院C的药品成本高于B地区和J地区的样本医院，具体情况如下。

表4-12　样本医院成本要素比较分析表

单位：元

医院	样本医院A	样本医院B	样本医院C
直接人力成本	5,063	4,707	3,245
间接人力成本	834	917	1,642

医院	样本医院 A	样本医院 B	样本医院 C
直接卫生材料成本	2,116	3,200	1,262
间接卫生材料成本	401	2,104	975
直接药品成本	566	1,790	3,444
间接药品成本	34	82	3,702
直接固定资产折旧费	97	3,524	391
间接固定资产折旧费	94	164	190
间接无形资产摊销费	3	6	8

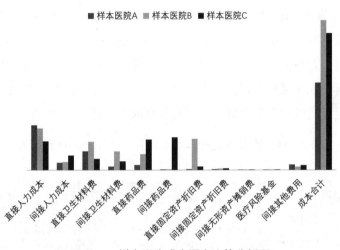

图 4-27　样本医院成本要素比较分析图

3. 基于临床路径以成本发生地为归集中心的病种成本分析

采用基于临床路径以成本发生地为归集中心的病种成本核算方法对样本数据进行病种成本核算，核算结果如表 4-13 所示。B 地区样本医院 A 例均费用为 6,962 元，成本为 9,598 元 / 例，结余 -2,636 元 / 例，结余率为 -38%，其中直接成本 7,034 元，间接成本 2,565 元；J 地区样本医院 B 例均费用为 10,626 元，成本为 16,388 元 / 例，结余 -5,762 元 / 例，结余率为 -54%；S 地区样本医院 C 例均费用为 11,535 元，成本为 11,521 元 / 例，结余 13 元 / 例，结余率为 1%。从整体例均水平看，仅 S 地区样本医院 C 结余为正数，B 地区样本医院 A 与 J 地区样本医院 B 均处于亏损状态，J 地区样本医院 B 亏损最多。

表 4-13　子宫下段剖宫产术成本费用结余情况表

单位：元

病种简称	医院	例均费用	直接成本	间接成本	成本合计	结余	结余率
子宫下段剖宫术	样本医院 A	6,962	7,034	2,565	9,598	-2,636	-38%
子宫下段剖宫术	样本医院 B	10,626	12,897	3,491	16,388	-5,762	-54%
子宫下段剖宫术	样本医院 C	11,535	7,768	3,753	11,521	13	1%

　　表 4-14 为样本病种基于临床路径以成本发生地为归集中心的病种成本核算方法各成本项目情况表。该病种由人力成本、卫生材料成本、药品成本、固定资产折旧、无形资产摊销、医疗风险基金和其他成本构成。样本医院 A 的子宫下段剖宫产术病种成本最低，为 9,598 元，主要原因为样本医院 A 的该病种的直接固定资产折旧、卫生材料成本和药品成本较低。

表 4-14　不同地区样本医院病种成本结果对比分析表

单位：元

项目	样本医院 A	样本医院 B	样本医院 C
直接人力成本	5,148	4,743	3,330
间接人力成本	1,686	1,086	1,579
直接卫生材料成本	517	2,139	2,364
间接卫生材料成本	760	1,749	1,405
直接药品成本	1,231	2,472	1,631
间接药品成本	8	68	71
直接固定资产折旧费	118	3,528	410
间接固定资产折旧费	72	202	182
间接无形资产摊销费	4	-	8
医疗风险基金	7	11	12
间接其他成本	46	389	529
成本合计	9,598	16,388	11,521

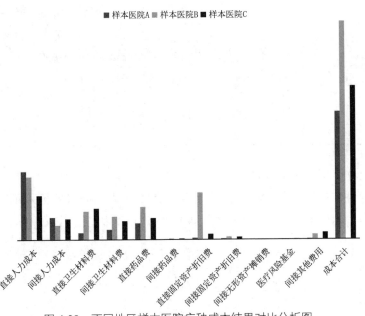

图 4-28　不同地区样本医院病种成本结果对比分析图

（二）老年性白内障，行白内障超声乳化摘除术＋人工晶状体植入术（IOL）病种成本分析

前文对 3 个地区共 4 家样本医院的老年性白内障，行白内障超声乳化摘除术＋人工晶状体植入术（IOL）进行了病种成本核算，分别为 B 地区的样本医院 A，J 地区的样本医院 D 和样本医院 E，S 地区的样本医院 C。现对 3 个地区 3 个样本医院的老年性白内障，行白内障超声乳化摘除术＋人工晶状体植入术（IOL）病种成本数据进行多角度对比分析。

1. 不同医院样本病例基本情况比较分析

（1）样本病例性别分析

经筛选，确定选取老年性白内障，行白内障超声乳化摘除术＋人工晶状体植入术（IOL）样本共 8,131 例，如表 4-15 样本数据患者年龄分布数量及占病例总数量比例情况表所示，总体上女性占比高于男性。

表4-15　样本数据患者年龄分布数量及占病例总数量比例情况表

地区	医院	总例数	男性		女性	
			例数	占比	例数	占比
B地区	样本医院A	2,942	1,210	41%	1,732	59%
J地区	样本医院E	1,751	687	39%	1,064	61%
S地区	样本医院C	2,379	944	40%	1,435	60%
合计		7,072	3,308	41%	4,823	59%

（2）样本病例年龄分析

老年性白内障，行白内障超声乳化摘除术＋人工晶状体植入术（IOL）样本数据中，整体平均年龄为73岁，最大年龄为99岁，最小年龄为16岁。

表4-16　样本数据年龄分布情况表

地区	医院	平均年龄	最大年龄	最小年龄
B地区	样本医院A	71	99	42
J地区	样本医院E	74	97	49
S地区	样本医院C	70	96	49

病例年龄主要分布在62~86岁之间，病例数量为6,593人；其次为51~62岁、86~91岁，各期间均为100例左右。病例数量分布最少的年龄段是16~51岁、91~99岁。

（3）样本病例医保类型分析

样本病例所属医保类型主要有城镇居民基本医疗保险、城镇职工基本医疗保险、全公费、全自费、新型农村合作医疗保险及其他。在病种老年性白内障，行白内障超声乳化摘除术＋人工晶状体植入术（IOL）中患者医保类型数量最多的是城镇职工基本医疗保险，病例数为3,648人，占比为45%；其次为城镇居民基本医疗保险，病例数量为1,830人，占比为23%；新型农村合作医疗保险，病例数量为1,181人，占比为15%；全自费病例数量为909人，占比为11%；全公费病例数量为450人，占比为6%。

表 4-17　样本数据患者医保类型分布情况表

单位：元

地区	医院	总例数	城镇居民基本医疗保险		城镇职工基本医疗保险		全公费		全自费		新型农村合作医疗保险		其他	
			例数	占比	例数	占比	例数	占比	例数	占比	例数	占比	例数	占比
B 地区	样本医院 A	2,942	190	6%	2,132	72%	450	15%	111	4%	55	2%	4	0%
J 地区	样本医院 E	1,751	298	17%	892	51%	0	0%	554	32%	0	0%	7	0%
S 地区	样本医院 C	2,379	1,175	49%	77	3%	0	0%	1	0%	1,126	47%	0	0%
合计		8,131	1,830	23%	3,648	45%	450	6%	909	11%	1,181	15%	113	1%

B 地区样本医院 A 老年性白内障，行白内障超声乳化摘除术＋人工晶状体植入术（IOL）患者医保类型分布最多的是城镇职工基本医疗保险，病例数量为 2,132 人，占比为 72%；其次为全公费，病例数量为 450 人，占比为 15%；城镇居民基本医疗保险病例数量为 190 人，占比为 6%；全自费病例数量为 111 人，占比为 4%。

J 地区样本医院 E 老年性白内障，行白内障超声乳化摘除术＋人工晶状体植入术（IOL）患者医保类型分布最多的是城镇职工基本医疗保险，病例数量为 892 人，占比为 51%；其次为全自费，病例数量为 554 人，占比为 32%；城镇居民基本医疗保险病例数量为 298 人，占比为 17%；其他病例数量为 7 人。

S 地区样本医院 C 老年性白内障，行白内障超声乳化摘除术＋人工晶状体植入术（IOL）患者医保类型分布最多的是城镇居民基本医疗保险，病例数量为 1,175 人，占比为 49%；其次为新农合，病例数量为 1,126 人，占比为 47%；城镇职工基本医疗保险病例数量为 77 人，占比为 3%。

（4）样本病例住院日分析

如表 4-18 所示，样本全部病例平均住院床日为 2 天，平均最大住院日为 28 天，平均最小住院日为 0 天，S 地区平均住院日最高，S 地区住院床日数较长、较分散。

表 4–18 样本数据住院床日情况表

地区	医院	平均住院日	最大住院日	最小住院日
B 地区	样本医院 A	1	7	1
J 地区	样本医院 E	0.44	28	0
S 地区	样本医院 C	3	18	1

2. 基于患者费用测算的病种成本分析

采用基于患者费用测算病种成本的方法进行病种成本测算，结果如表 4-19 所示。B 地区样本医院 A 病例数量为 2,942 例，例均费用为 6,088 元，成本为 9,434 元，结余 -3,346 元，结余率为 -55%。J 地区样本医院 D 病例数量为 1,059 例，例均费用为 6,627 元，成本为 6,235 元，结余 392 元，结余率为 6%。J 地区样本医院 E 病例数量为 1,751 例，例均费用为 9,309 元，成本为 13,339 元，结余 -4,029 元，结余率为 -43%。S 地区样本医院 C 病例数量为 2,379 例，例均费用为 7,172 元，成本为 8,914 元，结余 -1,742 元，结余率为 -24%。从整体例均水平看，B 地区样本医院 A 例均费用较低，但成本较高，结余较低；J 地区样本医院不同医院间数据结果不同。

表 4–19 基于患者费用的病种成本测算方法计算的样本医院例均费用、
成本和结余情况对比表

单位：元

医院	例数	例均费用	直接成本	间接成本	成本合计	结余	结余率
样本医院 A	2,942	6,088	7,699	1,735	9,434	-3,346	-55%
样本医院 D	1,059	6,627	4,491	1,744	6,235	392	6%
样本医院 E	1,751	9,309	11,172	2,167	13,339	-4,029	-43%
样本医院 C	2,379	7,172	4,526	4,388	8,914	-1,742	-24%

采用基于患者费用测算样本病种成本方法下各成本项目情况表，详见表 4-20。该病种成本由人力成本、卫生材料成本、药品成本、固定资产成本、无形资产摊销、医疗风险基金和其他成本构成。如表 4-20，J 地区样本医院 E 成本最高，为 13,339 元，主要原因为直接人力成本和直接卫生材料成本高。J 地

区样本医院 D 成本最低，为 6,235 元，主要原因为直接人力成本低。B 地区样本医院 A 成本为 9,434 元，与 S 地区样本医院 C 的 8,914 元差异不大。虽然 S 地区样本医院 C 的直接人力成本较低，但是间接药品成本很高。

表 4-20　基于患者费用的病种成本测算方法计算的各样本医院成本要素分析表

单位：元

项目	样本医院 A	样本医院 D	样本医院 E	样本医院 C
直接人力成本	3,384	1,165	6,177	1,177
间接人力成本	729	755	1,061	1,021
直接卫生材料成本	3,881	3,087	4,142	2,977
间接卫生材料成本	351	426	598	606
直接药品成本	210	159	271	299
间接药品成本	30	114	160	2,302
直接固定资产折旧费	82	75	573	67
间接固定资产折旧费	223	78	110	118
间接无形资产摊销费	3	2	3	5
医疗风险基金	6	7	9	7
间接其他成本	535	170	238	336
成本合计	9,434	6,235	13,339	8,914

3. 基于临床路径以成本发生地为归集中心的病种成本分析

采用基于临床路径以成本发生地为归集中心的成本核算方法对样本数据进行病种成本核算。核算结果如表 4-21 所示，B 地区样本医院 A 成本为 8,715 元，结余 -2,627 元，结余率为 -43%；J 地区样本医院 D 成本为 8,988 元，结余 -2,361 元，结余率为 -36%；J 地区样本医院 E 成本为 12,335 元，结余 -3,026 元，结余率为 -33%；S 地区样本医院 C 成本为 7,836 元，结余 -664 元，结余率为 -9%。从整体例均水平看，S 地区成本较低，结余较高；J 地区结余率较 B 地区高。

表4-21　基于临床路径以成本发生地为归集中心的病种成本核算方法计算样本医院例均费用、成本和结余情况对比表

单位：元

医院	例均费用	直接成本	间接成本	成本合计	结余	结余率
样本医院 A	6,088	7,710	1,004	8,715	-2,627	-43%
样本医院 D	6,627	6,967	2,021	8,988	-2,361	-36%
样本医院 E	9,309	11,633	702	12,335	-3,026	-33%
样本医院 C	7,172	6,040	1,796	7,836	-664	-9%

采用基于临床路径以成本发生地为归集中心的病种成本核算方法计算样本医院例均费用、成本和结余情况对比表（表4-21）、样本医院成本要素情况表（表4-22）可见，该病由人力成本、卫生材料成本、药品成本、固定资产折旧、无形资产摊销、医疗风险基金和其他成本构成。J地区样本医院E成本最高，为12,335元，主要原因为直接人力成本高；S地区成本最低，为7,836元，主要原因为直接人力成本低；B地区样本医院A的成本为8,715元，与J地区样本医院D的8,988元差异不大。

表4-22　样本医院成本要素情况表

单位：元

项目	样本医院 A	样本医院 D	样本医院 E	样本医院 C
直接人力成本	3,447	1,204	6,269	1,177
间接人力成本	484	1,160	406	831
直接卫生材料成本	4,004	5,492	4,562	4,308
间接卫生材料成本	143	112	109	216
直接药品成本	5	178	215	419
间接药品成本	9	571	29	398
直接固定资产折旧费	239	76	575	106
间接固定资产折旧费	50	51	30	39
间接无形资产摊销费	2	7	3	5
医疗风险基金	6	7	9	6

项目	样本医院 A	样本医院 D	样本医院 E	样本医院 C
间接其他成本	326	131	128	332
成本合计	8,715	8,988	12,335	7,836

（三）两种成本计算方法下病种成本比较分析

对不同地区样本医院两个病种基于前文所述两种方法计算的病种成本结果进行对比分析，剖析不同地区不同医院之间成本差异，便于改善成本管理，为科学定价提供参考。

1. 子宫下段剖宫产术成本比较分析

子宫下段剖宫产术的病种成本比较分析是以 B 地区样本医院 A 的样本病例为例对基于患者费用的病种成本测算方法（表格中简称"基于患者费用"）和基于临床路径以成本发生地为归集中心的病种成本核算方法（表格中简称"基于临床路径"）两种病种成本计算方法计算的结果进行比较分析。由表 4-23 可见，样本医院 A 基于两种方法计算的成本结余情况表可见，B 地区样本医院 A 由基于患者费用的病种成本测算方法得出的病种成本高于基于临床路径以成本发生地为归集中心的病种成本核算方法得出的病种成本。B 地区基于患者费用情况的病种测算方法与基于临床路径以成本发生地为归集中心的病种成本核算方法得出的病种成本核算结果差异不大。两种病种成本计算方法均具有可实践性且结果具有较强的吻合性。

表 4-23 是对样本医院 A 和样本医院 B 用两种成本计算方法得出的病种成本结果，分别对各样本医院两种成本计算方法得出的结果进行分析。

表 4-23　样本医院 A 基于两种方法计算的成本结余情况表

单位：元

样本医院 A	直接成本（元）	间接成本（元）	成本合计（元）	结余（元）	结余率
基于患者费用	7,849	1,977	9,825	-2,863	-41%
基于临床路径	7,034	2,565	9,598	-2,636	-38%

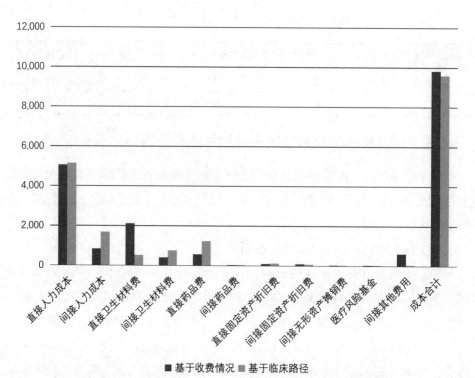

基于收费情况 ■ 基于临床路径 ■

图 4-29　样本医院 A 基于两种方法计算的成本结余情况图

　　由表 4-24 可见 J 地区样本医院 B 由基于患者费用的病种成本测算方法得出的病种成本高于基于临床路径以成本发生地为归集中心的病种成本核算方法得出的病种成本。B 地区样本数据基于两种方法计算得出的病种成本核算结果显示样本医院 B 该病种的成本和结余差异不大。

表 4-24　样本医院 B 基于两种方法计算的成本结余情况表

单位：元

样本医院 B	直接成本（元）	间接成本（元）	成本合计（元）	结余	结余率
基于患者费用	13,232	3,634	16,866	-6,240	-59%
基于临床路径	12,897	3,491	16,388	-5,762	-54%

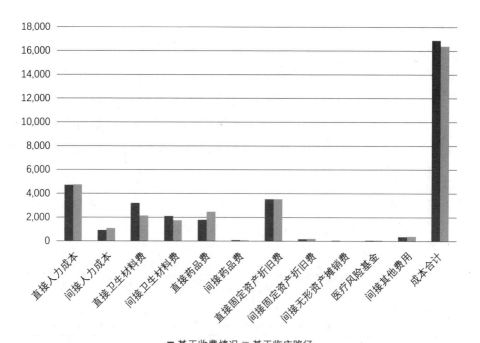

图 4-30　样本医院 B 基于两种方法计算的成本结余情况图

2. 老年性白内障，行白内障超声乳化摘除术 + 人工晶状体植入术（IOL）成本比较分析

由表 4-25 样本医院 A 基于两种方法计算的老年性白内障，行白内障超声乳化摘除术 + 人工晶状体植入术（IOL）成本结余分析表可见，B 地区样本医院 A 由基于患者费用的病种成本测算方法计算得出的病种成本高于基于临床路径以成本发生地为归集中心的病种成本核算方法计算得出的病种成本。B 地区样本医院 A 的样本数据通过两种方法计算得出的病种成本核算结果差异不大。

表 4-25　样本医院 A 基于两种方法计算的老年性白内障，行白内障超声乳化摘除术 + 人工晶状体植入术（IOL）成本结余分析表

单位：元

样本医院 A	直接成本	间接成本	成本合计	结余	结余率
基于患者费用	7,699	1,735	9,434	-3,346	-55%
基于临床路径	7,710	1,004	8,715	-2,627	-43%

由表 4-26 样本医院 E 基于两种方法计算的老年性白内障，行白内障超声乳化摘除术＋人工晶状体植入术（IOL）成本结余分析表可见，J 地区样本医院 E 由基于患者费用的病种成本测算方法计算得出的病种成本高于基于临床路径以成本发生地为归集中心的病种成本核算方法计算得出的病种成本。J 地区样本医院 E 运用基于患者费用的成本测算方法计算的成本结果高于基于临床路径以成本发生地为归集中心进行成本归集的病种成本核算方法计算得出的成本，原因主要是样本医院 E 间接成本过高。

表 4-26　样本医院 E 基于两种方法计算的老年性白内障，行白内障超声乳化摘除术＋人工晶状体植入术（IOL）成本结余分析表

单位：元

样本医院 E	直接成本	间接成本	成本合计	结余	结余率
基于患者费用	11,172	2,167	13,339	-4,029	-43%
基于临床路径	11,633	702	12,335	-3,026	-33%

由表 4-27 样本医院 C 基于两种方法计算的老年性白内障，行白内障超声乳化摘除术＋人工晶状体植入术（IOL）成本结余分析表可见，S 地区样本医院 C 由基于患者费用的病种成本测算方法计算得出的病种成本高于基于临床路径以成本发生地为归集中心的病种成本核算方法计算得出的病种成本。S 地区样本医院 C 数据基于患者费用的病种成本测算方法计算的成本结果高于基于临床路径以成本发生地为归集中心的病种成本核算方法计算得出的病种成本，主要是因为样本医院 C 的间接药品成本高。

表 4-27　样本医院 C 基于两种方法计算的老年性白内障，行白内障超声乳化摘除术＋人工晶状体植入术（IOL）成本结余分析表

单位：元

样本医院 C	直接成本	间接成本	成本合计	结余	结余率
基于患者费用	4,526	4,388	8,914	-1,742	-24%
基于临床路径	6,040	1,796	7,836	-664	-9%

表 4-28 样本医院老年性白内障，行白内障超声乳化摘除术＋人工晶状体植入术（IOL）配备医护人员职称及工作时长情况表是患者手术期间需占用医

护人员情况。B 地区样本医院 A 未配备中级职称医生、配备医生最多且耗时最长的为 J 地区样本医院 E。

表 4-28 样本医院老年性白内障，行白内障超声乳化摘除术 + 人工晶状体植入术（IOL）手术期间配备医护人员职称及工作时长情况表

单位：小时

医院	医生						护士						麻醉师					
	高级职称		中级职称		初级职称		高级职称		中级职称		初级职称		高级职称		中级职称		初级职称	
	人数	工作时长	人数	工作时长	人数	工作时长	人数	工作时长	人数	工作时长	人数	工作时长	人数	工作时长	人数	工作时长	人数	工作时长
样本医院 A	1	2			1	1.5			1	2.5	1	2			1	1.5		
样本医院 E	1	1.75	1	2.5	2	4.25			2	4					1	1	1	1.5
样本医院 C	1	0.5	1	0.5	1	0.5			1	0.5	1	0.5	1	0.5	1	0.5	1	0.5

表 4-29 样本医院老年性白内障，行白内障超声乳化摘除术 + 人工晶状体植入术（IOL）配备医护人员职称及工作时长情况表是患者住院期间需配备医护人员情况。B 地区样本医院 A 未配备高级职称医生。J 地区样本医院 E 配备了高级护士。

表 4-29 样本医院老年性白内障，行白内障超声乳化摘除术 + 人工晶状体植入术（IOL）住院期间配备医护人员职称及工作时长情况表

单位：小时

医院	医生						护士					
	高级职称		中级职称		初级职称		高级职称		中级职称		初级职称	
	人数	工作时长	人数	工作时长	人数	工作时长	人数	工作时长	人数	工作时长	人数	工作时长
样本医院 A			1	2	1	6			1	1	1	3

续表

医院	医生						护士					
	高级职称		中级职称		初级职称		高级职称		中级职称		初级职称	
	人数	工作时长	人数	工作时长	人数	工作时长	人数	工作时长	人数	工作时长	人数	工作时长
样本医院 E	1	1	1	1	1	2	1	1	1	1	1	2
样本医院 C	1	1.5	1	1.5	1	1.5			1	1.5	1	1.5

由表 4-30 基于两种方法计算的样本医院人力成本情况表可见,基于患者费用情况和基于临床路径对于人力成本的测算结果大致相同。J 地区样本医院 E 人力成本以及占总成本比重最高,远超其他医院,其次是 B 地区样本医院 A。

表 4-30 基于两种成本计算方法样本医院人力成本情况表

单位:元

医院	基于患者费用的病种成本核算方法			基于临床路径以成本发生地为归集中心的病种成本核算方法		
	直接人力成本	间接人力成本	合计	直接人力成本	间接人力成本	合计
样本医院 A	3,384	729	4,113	3,447	484	3,931
样本医院 E	6,177	1,061	7,237	6,269	406	6,675
样本医院 C	1,177	1,021	2,198	1,177	831	2,007

表 4-31 基于两种成本计算方法的样本医院卫生材料成本情况表可见,除 S 地区样本医院 C 外,基于患者费用和基于临床路径对于卫生材料成本的测算结果大致相同。

表 4-31 基于两种成本计算方法的样本医院卫生材料成本情况表

单位：元

医院	基于患者费用的病种成本计算方法			基于临床路径以成本发生地为归集中心的病种成本核算方法		
	直接卫生材料费	间接卫生材料费	合计	直接卫生材料费	间接卫生材料费	合计
样本医院 A	3,881	351	4,232	4,004	143	4,147
样本医院 E	4,142	598	4,741	4,562	109	4,671
样本医院 C	2,977	606	3,583	4,308	216	4,524

由表 4-32 基于两种成本计算方法的样本医院药品成本情况表可见，B 地区基于患者费用测算的病种成本计算方法的药品成本高于基于临床路径核算以成本发生地为归集中心的病种成本核算方法测算的药品成本，基于临床路径的药品成本较小。J 地区药品成本略高于 B 地区，但是占总成本比重均未超过10%。S 地区药品成本最高，尤其是使用基于患者费用测算间接药品成本，达 2,302 元，其占总成本比重升至 29%。基于临床路径核算出的药品成本低于基于患者费用测算的药品成本，但同样占总成本比重超过了 10%。

表 4-32 基于两种成本计算方法的样本医院药品成本情况表

单位：元

医院	基于患者费用的病种成本计算方法			基于临床路径以成本发生地为归集中心的病种成本核算方法		
	直接药品成本	间接药品成本	合计	直接药品成本	间接药品成本	合计
样本医院 A	210	30	240	5	9	14
样本医院 E	271	160	431	215	29	243
样本医院 C	299	2,302	2,601	419	398	817

5 医疗服务定价模型实证分析

一、医疗服务定价影响因素模型构建

依据对医疗服务价格影响因素的理论分析，结合运用基于患者费用的病种成本测算方法和基于临床路径以成本发生地为归集中心的病种成本核算方法两种方法计算的单病种成本结果作为研究对象，为便于研究，对样本病例的总费用数据和成本合计数据做对数变换，以样本病例的性别、医保类型等21个变量作为解释变量。各变量具体定义情况以及量化方法参见表5-1变量定义表。

表5-1 变量定义表

变量	变量名称	量化方法
X1	病种类型	赋值范围为1-8，分别代表慢性扁桃体炎，膝关节骨关节炎，髋关节骨关节炎，2型糖尿病，老年性白内障，子宫下段剖宫手术，肺良性肿瘤，肝恶性细胞瘤
X2	患者年龄	以原始数据为准
X3	患者性别	男性 =0，女性 =1
X4	医保类型	赋值范围为 0-6，分别代表全自费，其他，其他社会保险，新型农村合作医疗，城镇居民基本医疗保险，城镇职工基本医疗保险，全公费
X5	医院所在地	所在地地区 B=0，所在地地区 J=1

续表

变量	变量名称	量化方法
X6	医疗机构类型	综合医院 =0，专科医院 =1
X7	手术医生最高级别	无 =0，中级 =1，高级 =2
X8	手术护士最高级别	无 =0，初级 =1，中级 =2，高级 =3
X9	手术麻醉师最高级别	无 =0，中级 =1，高级 =2
X10	病房医生最高级别	无 =0，中级 =1，高级 =2
X11	病房护士最高级别	无 =0，初级 =1，中级 =2，高级 =3
Y1	住院天数	以原始数据为准
Y2	手术医生数	以原始数据为准
Y3	手术护士数	以原始数据为准
Y4	手术麻醉师数	以原始数据为准
Y5	病房医生数	以原始数据为准
Y6	病房护士数	以原始数据为准
Y7	手术时间	以原始数据为准
Y8	病房医生服务时间	以原始数据为准
Y9	病房护士服务时间	以原始数据为准
Y10	有无手术	无 =0，有 =1
Y11	医疗总费用	进行对数变换后作为结果变量
Y12	直接人力成本	以原始数据为准
Y13	间接人力成本	以原始数据为准
Y14	直接卫生材料	以原始数据为准
Y15	间接卫生材料	以原始数据为准
Y16	直接药品	以原始数据为准
Y17	间接药品	以原始数据为准
Y18	直接固定资产折旧	以原始数据为准
Y19	间接固定资产折旧	以原始数据为准
Y20	间接无形资产摊销	以原始数据为准
Y21	医疗风险基金	以原始数据为准
Y22	间接其他成本	以原始数据为准

资料来源：根据模型研究方法绘制

（一）描述性统计分析

我们使用 stata14.0 对样本病例数据进行描述性统计分析和相关性分析，主要变量的描述性统计分析结果呈现在表 5-2 中。首先我们对样本医院的医疗总费用、直接人力成本等成本因素变量取对数，以使得数据分布更加平稳，减少数据的异方差性，同时有助于使较大数值的数量级和小数值保持一致，以便于提高数据在多元线性回归模型中的适用性。从表格 4 医疗服务定价相关变量的描述性统计中可以看到，医疗总费用的平均值为 9.063，最小值和最大值分别为 6.431 和 12.110，标准差较小，为 0.503，说明样本数据较平稳，波动性小。对数化的医院间接人力成本平均值为 7.212，最小值和最大值分别为 4.32 和 9.936，标准差为 0.592。住院天数和间接药品成本用的均值（中位数）分别为 3.575（3）和 3.836（3.312），其标准差分别为 3.422 和 1.232，这表明样本病例的住院天数和间接药品成本就平均水平而言具有一定的一致性。其他变量的标准差等统计特征可以从下表中依次找到，这里不一一赘述。

表 5-2　医疗服务定价相关变量的描述性统计

变量	样本数	均值	标准差	最小值	25% 分位数	中位数	75% 分位数	最大值
年龄	12,426	52.52	22.29	9.241	30.89	50.48	73.76	99.52
住院天数	12,426	3.575	3.422	0	1	3	5	50
手术医生数	12,426	2.777	0.738	0	2	3	3	4
手术护士数	12,426	2.383	0.713	0	2	2	3	4
手术麻醉师数	12,426	1.580	0.705	0	1	2	2	3
病房医生数	12,426	2.183	0.489	0	2	2	2	4
病房护士数	12,426	2.554	0.747	0	2	3	3	4
手术时间	12,426	1.819	0.738	0	1.500	2	2	6
病房医生服务时间	12,426	15.06	15.13	0	5.500	15	20	120
病房护士服务时间	12,426	38.25	36.06	0	4	30	72	160
总费用	12,426	9.063	0.503	6.431	8.793	9.042	9.208	12.11
直接人力成本	12,426	8.960	0.924	7.061	8.127	8.729	9.805	10.15

变量	样本数	均值	标准差	最小值	25% 分位数	中位数	75% 分位数	最大值
间接人力成本	12,426	7.212	0.592	4.320	6.695	7.294	7.579	9.936
直接卫生材料	12,426	7.542	1.063	0	6.662	7.885	8.257	11.55
间接卫生材料	12,426	6.414	0.815	2.549	5.891	6.615	6.870	9.501
直接药品	12,426	6.239	1.177	0	5.353	6.528	7.009	11.35
间接药品	12,426	3.836	1.232	1.388	2.941	3.312	4.874	8.819
直接固定资产折旧	12,426	6.731	1.438	4.325	5.413	6.686	8.143	8.842
间接固定资产折旧	12,426	4.531	0.529	1.850	4.324	4.455	4.631	7.669
间接无形资产摊销	12,426	1.978	0.573	0.254	1.386	2.146	2.410	4.174
医疗风险基金	12,426	2.275	0.461	0.482	2.026	2.246	2.396	5.205
间接其他成本	12,426	5.850	0.631	2.620	5.583	5.802	6.168	9.373

注：费用和成本变量取对数后展示。类别型变量不展示。

资料来源：根据 stata 14.0 描述性统计分析结果输出绘制该图。

（二）相关性分析

表 5-3 相关性分析表中展示的是各医院成本、费用与年龄、住院天数之间的相关性，左下三角是 Pearson 相关系数，右上三角是 Spearman 相关系数，由于变量类型为连续型变量，我们只需关注 Pearson 相关系数。y13-y22 代表的是间接人力成本、直接卫生材料等成本变量，x2 代表患者年龄，y1 代表住院天数，y11 代表总费用。通过观察变量之间的相关性，我们发现，医院各成本因素（y13-y22）与患者住院天数、总费用之间相关性强且在统计意义上显著，与患者年龄之间相关性较弱但在统计意义上显著。因此，下一步我们通过主成分分析法研究各指标在各主成分的贡献度，用来说明各指标对成本和费用的解释力度。

表 5-3　相关性分析表

	年龄	住院天数	总费用	间接人力成本	直接卫生材料	间接卫生材料
年龄	1***	-0.6676***	-0.429***	-0.6399***	0.6127***	-0.6429***

	年龄	住院天数	总费用	间接人力成本	直接卫生材料	间接卫生材料
住院天数	-0.4869***	1***	0.5241***	0.7695***	-0.4521***	0.6656***
总费用	-0.0116	0.6549***	1***	0.8367***	-0.0952***	0.8341***
间接人力成本	-0.2569***	0.7571***	0.9435***	1***	-0.3931***	0.8371***
直接卫生材料	0.2416***	0.2646***	0.7918***	0.6744***	1***	-0.3876***
间接卫生材料	-0.2364***	0.7129***	0.9071***	0.8824***	0.6256***	1***
直接药品	-0.1008***	0.6577***	0.7231***	0.6795***	0.2596***	0.7138***
间接药品	0.2346***	0.4313***	0.657***	0.5315***	0.4735***	0.5851***
间接固定资产折旧	0.0599***	0.5959***	0.9904***	0.8992***	0.8279***	0.8948***
间接无形资产摊销	-0.4845***	0.7007***	0.7248***	0.8968***	0.4849***	0.712***
医疗风险基金	-0.0116	0.6549***	1***	0.9435***	0.7918***	0.9071***
间接其他成本	0.0897***	0.3955***	0.7885***	0.7126***	0.8466***	0.6781***

表 5-4 相关性分析（续）

	直接药品	间接药品	间接固定资产折旧	间接无形资产摊销	医疗风险基金	间接其他成本
年龄	-0.6856***	0.6602***	-0.0565***	-0.6602***	-0.429***	0.0687***
住院天数	0.7184***	-0.4134***	0.1499***	0.7763***	0.5241***	0.1942***
总费用	0.5006***	0.038***	0.7821***	0.7823***	1***	0.0718***
间接人力成本	0.6514***	-0.3112***	0.4136***	0.9669***	0.8367***	0.0207**
直接卫生材料	-0.4356***	0.6779***	0.2521***	-0.4418***	-0.0952***	0.2748***
间接卫生材料	0.7517***	-0.3496***	0.6255***	0.8176***	0.8341***	0.1914***
直接药品	1***	-0.5495***	0.2253***	0.6553***	0.5006***	0.1982***

	直接药品	间接药品	间接固定资产折旧	间接无形资产摊销	医疗风险基金	间接其他成本
间接药品	0.6013***	1***	0.3297***	-0.3424***	0.038***	0.0169*
间接固定资产折旧	0.6912***	0.6384***	1***	0.3537***	0.7821***	0.3785***
间接无形资产摊销	0.4638***	0.2422***	0.6562***	1***	0.7823***	0.0256***
医疗风险基金	0.7231***	0.657***	0.9904***	0.7248***	1***	0.0718***
间接其他成本	0.3493***	0.3719***	0.8375***	0.5527***	0.7885***	1***

注：这是全部非类别型变量的相关性分析表。*，** 和 *** 分别表示在 10%，5% 和 1% 的水平下结果显著。

资料来源：通过 stata 软件相关性分析结果绘制。

（三）回归分析

多元线性回归模型是将需要研究的因变量对两个及两个以上需要研究的自变量做回归分析，以研究变量间因果关系的统计方法。我们根据不同地区的不同病种分类，针对不同影响因素做多元线性回归分析，以得出住院天数、患者年龄、病房医生数等因素对直接人力成本、卫生材料成本等成本因素的影响力度。相较于其他研究单病种成本影响因素，这种方法对研究不同地域医院成本的影响因素更具有适用性；并且将医疗成本作为构建医疗费用影响因素模型的参考因素，以考察医院成本负担对患者医疗费用的影响。

我们对两个样本地区的老年性白内障，行白内障超声乳化摘除术＋人工晶状体植入术（IOL）的病种成本回归分析结果进行分析。

1. 老年性白内障，行白内障超声乳化摘除术＋人工晶状体植入术（IOL）病种回归分析结果——地区 B

为了将研究变量之间的因果关系以更直观易懂的方式展现，准确地计量各个因素之间的相关程度与回归拟合程度的高低，提高预测方程式的效果，且通过回归得到拟合方程，有利于在将来根据成本影响因素预测医疗成本以及医疗费用，便于合理安排预算以及为医疗服务合理制定价格，我们进行进一步的回归分析。

在进一步的回归分析中，我们需要考虑其余类别变量（性别，医保类型等因素）以及住院天数对总费用，间接人力成本，间接卫生材料，间接药品，间接固定资产折旧，间接无形资产摊销，医疗风险基金以及间接其他成本的影响。

我们建立以下模型：

$lny13=\beta_1 x2+\beta_2 x3+\beta_3 x4+\beta_4 y1$ （1）

$lny14=\beta_1 x2+\beta_2 x3+\beta_3 x4+\beta_4 y1$ （2）

$lny15=\beta_1 x2+\beta_2 x3+\beta_3 x4+\beta_4 y1$ （3）

$lny17=\beta_1 x2+\beta_2 x3+\beta3 x4+\beta_4 y1$ （4）

$lny19=\beta_1 x2+\beta_2 x3+\beta_3 x4+\beta_4 y1$ （5）

$y20=\beta_1 x2+\beta_2 x3+\beta_3 x4+\beta_4 y1$ （6）

$y21=\beta_1 x2+\beta_2 X3+\beta_3 X4+\beta_4 y1$ （7）

$lny22=\beta_1 x2+\beta_2 x3+\beta_3 x4+\beta_4 y1$ （8）

$lny11=\beta_1 x2+\beta_2 x3+\beta_3 x4+\beta_4 y1+\beta_5 lny13+\beta_6 lny14+\beta_7 lny15+\beta_8 lny17+\beta_9 lny19+$
$\beta_{10} y20+\beta_{11} y21+\beta_{12} lny22$ （9）

其中模型各变量定义见表 5-1 变量定义表。

由表 5-5 地区 B 老年性白内障病种成本影响因素回归分析可以看出，医保类型对间接无形资产摊销和医疗风险基金有着显著的影响，医保类型为公费的患者，间接无形资产摊销费用和医疗风险基金明显偏高，说明公费患者在医疗资源节约方面不具有优势。而且地区 B 内的医院白内障患者住院时间越长，医院的间接人力成本，直接卫生材料，间接卫生材料，间接药品，间接固定资产折旧，间接无形资产摊销，医疗风险基金以及间接其他成本越高，说明住院天数是影响资源消耗的主要因素之一。因此，对于地区 B 内的白内障病例，需要关注患者医保类型，合理安排患者住院天数。通过对该病种的医疗费用回归可以发现，医院间接药品和医疗风险基金费用与医疗费用的显著正相关。

表 5-5　地区 B 老年性白内障病种成本影响因素回归分析

	（1）	（2）	（3）	（4）	（5）	（6）	（7）	（8）
医保类型	0.0040*	0.0081**	0.0040*	0.0040*	0.0040*	0.0172**	0.0368**	0.0040*
	（1.71）	（2.37）	（1.71）	（1.71）	（1.71）	（2.12）	（2.12）	（1.71）

续表

	（1）	（2）	（3）	（4）	（5）	（6）	（7）	（8）
住院天数	0.0432***	0.0036	0.0432***	0.0432***	0.0432***	0.1263***	0.2712***	0.0432***
	（12.78）	（0.80）	（12.78）	（12.78）	（12.78）	（10.26）	（10.26）	（12.78）
常数项	6.5225***	8.2315***	5.7906***	3.3159***	4.3373***	2.6392***	5.6648***	6.2128***
	（270.05）	（242.31）	（239.75）	（137.29）	（179.58）	（31.00）	（31.00）	（257.23）
观测值	2,942	2,942	2,942	2,942	2,942	2,942	2,942	2,942
拟合度 R^2	0.043	0.002	0.043	0.043	0.043	0.030	0.030	0.043

注：各列回归结果分别与上边各个模型相对应。*，** 和 *** 分别表示在 10%，5% 和 1% 的水平下结果显著。

资料来源：基于运用 stata 14.0 回归模型的结果绘制而成

表 5-6　地区 B 老年性白内障病种费用影响因素回归分析

	（1）
间接药品	1.0000***
	（8,011,761.24）
医疗风险基金	0.0000***
	（3.23）
常数项	5.3292***
	（17,182,881.19）
观测值	2,942
拟合度 R^2	1.000

注：该结果对应总费用回归模型。*，** 和 *** 分别表示在 10%，5% 和 1% 的水平下结果显著。

2. 老年性白内障，行白内障超声乳化摘除术 + 人工晶状体植入术（IOL）病种回归分析结果——地区 J

（1）主成分分析

主成分分析法是利用降维技术将多个原始变量用少数几个综合变量（即"主成分"）来代替，每一个综合变量集中了所代表的原始变量的大部分信息，因此可以反映这些变量的共同特征。这种方法的优势首先在于将多变量处理为较小变量集，更易于数据分析和可视化，在研究医疗服务定价影响因素时，将不同类因素整合为少数几个指标，有利于观察出每个主成分中各项因素的贡献，即对医疗成本的影响程度，便于有侧重地选取某些原始指标进行分析；其次可消除原始指标之间的相关影响，因为这种方法将原始指标进行变换后形成相互独立的主成分，便于在不受各影响因素多重共线性的干扰下，进行下一步计量回归分析以观察医疗成本各潜在影响因素的作用力度。

对相关变量进行主成分分析得到以下总方差解释表，可知特征根 $\lambda 1=5.096$，特征根 $\lambda 2=3.372$，$\lambda 3=1.322$，前三个主成分的累计方差贡献率达 88.998%，即涵盖了大部分信息。结合碎石图观察各个特征值的大小，我们可以发现，特征值等于 1 处的水平线标示了保留主成分分析的分界点。因此，在分界点以下的主成分因子并不重要，只需要保留成分 1、2 和 3 就能够代表最初的 11 个指标从而分析病例样本中影响成本的主要因素。三个成分因子分别记作 F1，F2 和 F3。

表 5-7　地区 J 老年性白内障病种成本影响因素主成分分析

总方差解释						
成分	初始特征值			提取载荷平方和		
	总计	方差百分比	累积 %	总计	方差百分比	累积 %
1	5.096	46.325	46.325	5.096	46.325	46.325
2	3.372	30.656	76.981	3.372	30.656	76.981
3	1.322	12.017	88.998	1.322	12.017	88.998
4	.939	8.532	97.530			
5	.192	1.746	99.276			
6	.080	.724	100.000			
7	3.889E-15	3.535E-14	100.000			
8	2.588E-15	2.353E-14	100.000			
9	1.905E-15	1.732E-14	100.000			
10	-6.640E-16	-6.036E-15	100.000			
11	-3.210E-15	-2.918E-14	100.000			

提取方法：主成分分析法。

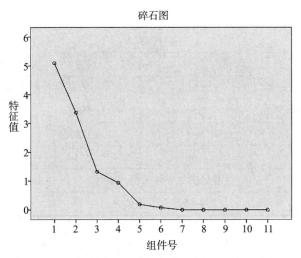

图 5-1 老年性白内障病种成本影响因素主成分分析碎石图

由表格 5-8 成分矩阵可以看到，标准化后的 y13,y14,y15,y19,y21,y22 指标在第一主成分上有较高载荷，表明初始指标与主成分之间相关性强，y1 指标在第二主成分上有较高载荷，表明与主成分之间相关性强，x2 在第三主成分上有较高载荷，因此我们可以把 y13,y14,y15,y19,y21,y22 归为第一类，y1,y17,y20 归为第二类，x2,y16 归为第三类，第一主成分集中反映了医院成本构成情况，第二主成分集中反映了医院临床路径，第三主成分反映了患者人口特征。

表 5-8 成分矩阵

成分矩阵 [a]			
	成分		
	1	2	3
Zscore（x2）	-.043	-.175	.367
Zscore（y1）	.197	.719	.571
Zscore（y13）	.753	.636	-.122
Zscore（y14）	.794	.143	-.528
Zscore（y15）	.831	-.550	.056
Zscore（y16）	.562	.192	.719
Zscore（y17）	-.064	.980	-.147
Zscore（y19）	.950	-.308	.015

成分矩阵 ª			
	成分		
	1	2	3
Zscore（y20）	.154	.968	-.152
Zscore（y21）	.995	.058	-.042
Zscore（y22）	.966	-.253	.006
提取方法：主成分分析法。			
a. 提取了 3 个成分。			

根据各主成分的特征值以及载荷量我们可以求出三个主成分表达式，即：

F1=-0.019x2+0.087y1+0.334y13+0.352y14+0.368y15+0.249y16-0.028y17+0.421y19+0.068y20+0.441y21+0.428y22

F2=-0.095x2+0.392y1+0.346y13+0.078y14-0.3y15+0.105y16+0.534y17-0.168y19+0.527y20+0.032y21-0.138y22

F3=0.319x2+0.497y1-0.106y13-0.459y14+0.049y15+0.625y16-0.128y17+0.013y19-0.132y20-0.037y21+0.005y22

在第一主成分中，y13,y14,y15,y19,y21,y22 这 6 项指标系数较大，因此起主要作用，分析成本影响因素时主要使用这几个变量，在第二主成分中，y1 系数绝对值较大，反应住院天数指标在分析医院成本影响因素时起主要作用，在第三主成分中，x2 系数绝对值较大，因此可以关注患者年龄对医院成本和费用的影响。

（2）回归分析

为了将研究变量之间的因果关系以更直观易懂的方式展现，准确地计量各个因素之间的相关程度与回归拟合程度的高低，提高预测方程式的效果，且通过回归得到拟合方程，有利于在将来根据成本影响因素预测医疗成本以及医疗费用，便于合理安排预算以及为医疗服务合理制定价格，我们进行进一步的回归分析。

在进一步的回归分析中，我们需要考虑其余类别变量（性别，医保类型等因素）以及住院天数对总费用、间接人力成本、间接卫生材料、间接药品、间接固定资产折旧、间接无形资产摊销、医疗风险基金以及间接其他成本的影响。

为了进行进一步回归分析，避免模型中变量的共线性，我们建立以下模型。

$lny13=\beta_1x2+\beta_2x3+\beta_3x4+\beta_4x6+\beta_5y1$（1）

$lny13=\beta_1x2+\beta_2x3+\beta_3x4+\beta_4y1+\beta_5y2$（2）

$lny14=\beta_1x2+\beta_2x3+\beta_3x4+\beta_4x6+\beta_5y1$（3）

$lny14=\beta_1x2+\beta_2x3+\beta_3x4+\beta_4y1+\beta_5y2$（4）

$lny15=\beta_1x2+\beta_2x3+\beta_3x4+\beta_4x6+\beta_5y1$（5）

$lny15=\beta_1x2+\beta_2x3+\beta_3x4+\beta_4y1+\beta_5y2$（6）

$lny19=\beta_1x2+\beta_2x3+\beta_3x4+\beta_4x6+\beta_5y1$（7）

$lny19=\beta_1x2+\beta_2x3+\beta_3x4+\beta_4y1+\beta_5y2$（8）

$lny21=\beta_1x2+\beta_2x3+\beta_3x4+\beta_4x6+\beta_5y1$（9）

$lny21=\beta_1x2+\beta_2x3+\beta_3x4+\beta_4y1+\beta_5y2$（10）

$lny22=\beta_1x2+\beta_2x3+\beta_3x4+\beta_4x6+\beta_5y1$（11）

$lny22=\beta_1x2+\beta_2x3+\beta_3x4+\beta_4y1+\beta_5y2$（12）

$lny11=\beta_1x2+\beta_2x3+\beta_3x4+\beta_4x6+\beta_5y1+\beta_6lny13+\beta_7lny14+\beta_8y15+\beta_9y19+\beta_{10}y21+\beta_{11}y22$（13）

$lny11=\beta_1x2+\beta_2x3+\beta_3x4+\beta_4y1+\beta_5y2+\beta_6lny13+\beta_7lny14+\beta_8y15+\beta_9y19+\beta_{10}y21+\beta_{11}y22$（14）

模型中各变量定义见变量定义表。

由表5-9的回归结果可以看出，医保类型、医疗机构类型、住院天数以及手术医生数对间接人力成本、直接卫生材料、间接卫生材料以及间接其他成本都有着显著影响。医保类型为公费会提高医院各项成本，医院类型为专科医院成本比较低（类似于规模效应），住院天数增加会提高医院成本，手术医生数增加也会带来医院成本提高。因此，对于地区 J 内的白内障病例，需要关注患者医保类型、年龄、诊疗质量以及住院天数和手术医生数。对总费用回归的结果表明，医疗机构为专科医院会显著降低患者医疗费用。手术医生数增加，间接人力成本、间接卫生材料以及医疗风险基金增加，同时医疗费用显著增加。

表 5-9 地区 J 老年性白内障病种成本影响因素回归分析

	(1)	(2)	(3)	(4)	(5)	(6)	(7)	(8)	(9)	(10)	(11)	(12)
医保类型	0.0302***	0.0302***	0.0686***	0.0686***	0.0298***	0.0298***	0.0293***	0.0293***	0.0244***	0.0244***	0.0298***	0.0298***
	(9.38)	(9.38)	(7.38)	(7.38)	(9.37)	(9.37)	(9.38)	(9.38)	(9.53)	(9.53)	(9.38)	(9.38)
医疗机构类型	-0.1199***		-0.7136***		-1.8769***		-0.9640***		-0.4728***		-0.8830***	
	(-6.07)		(-11.90)		(-96.45)		(-50.54)		(-30.36)		(-45.36)	
住院天数	0.0804***	0.0804***	0.0672***	0.0672***	0.0800***	0.0800***	0.0793***	0.0793***	0.0718***	0.0718***	0.0799***	0.0799***
	(15.16)	(15.16)	(4.67)	(4.67)	(15.27)	(15.27)	(15.39)	(15.39)	(16.52)	(16.52)	(15.26)	(15.26)
手术医生数		0.0599***		0.3568***		0.9384***		0.4820***		0.2364***		0.4415***
		(6.07)		(11.90)		(96.45)		(50.54)		(30.36)		(45.36)
常数项	7.1587***	6.9190***	8.9380***	7.5108***	6.5833***	2.8295***	4.8930***	2.9650***	2.4893***	1.5438***	5.6662***	3.9003***
	(135.73)	(120.53)	(58.29)	(44.95)	(126.08)	(49.84)	(95.40)	(53.14)	(58.42)	(33.06)	(108.65)	(68.73)
观测值	2,810	2,810	2,810	2,810	2,810	2,810	2,810	2,810	2,810	2,810	2,810	2,810
拟合度 R^2	0.145	0.145	0.107	0.107	0.859	0.859	0.606	0.606	0.352	0.352	0.552	0.552

注：各列回归结果分别与上边各个模型相对应。*, ** 和 *** 分别表示在10%，5% 和1% 的水平下结果显著。

资料来源：基于运用 stata14.0 回归模型的结果绘制而成。

表5-10　地区 J 老年性白内障病种费用影响因素回归分析

	（13）	（14）
医疗机构类型	-0.3121***	
	（-82.16）	
住院天数	-0.0000***	-0.0000***
	（-8.02）	（-8.02）
间接人力成本	1.1048***	1.1048***
	（258.84）	（258.84）
直接卫生材料	-0.0000***	-0.0000***
	（-4.93）	（-4.93）
间接卫生材料	0.1995***	0.1995***
	（213.07）	（213.07）
间接固定资产折旧	-0.0168***	-0.0168***
	（-4.47）	（-4.47）
医疗风险基金	0.0010***	0.0010***
	（11.00）	（11.00）
间接其他成本	-0.2885***	-0.2885***
	（-40.95）	（-40.95）
手术医生数		0.1560***
		（82.16）
常数项	1.8222***	1.1981***
	（610.34）	（113.83）
观测值	2,810	2,810
拟合度 R^2	1.000	1.000

注：该结果对应上述总费用回归的模型。*，** 和 *** 分别表示在 10%，5% 和 1% 的水平下结果显著。

资料来源：基于运用 stata 14.0 回归模型的结果绘制而成。

　　综上所述，对于地区 B 和地区 J 内的病例样本，通过实证分析可以发现，老年性白内障病种成本主要受到患者医保类型以及住院天数的影响。患者医保类型为公费，会显著提高医院无形资产摊销和医疗风险基金。患者住院天数越长，医院的间接人力成本、直接卫生材料、间接卫生材料、间接药品、间接固定资产折旧、间接无形资产摊销、医疗风险基金以及间接其他成本会显著提高。因此，医院需要关注患者医保类型和住院天数对医院成本及患者医疗费用的影响。

（四）子宫下段剖宫产术病种主成分及回归分析

1. 地区 B

（1）主成分分析

主成分分析法是利用降维技术将多个原始变量用少数几个综合变量（即"主成分"）来代替，每一个综合变量集中了所代表的原始变量的大部分信息，因此可以反映这些变量的共同特征。这种方法的优势首先在于将多变量处理为较小变量集，更易于数据分析和可视化。在研究医疗服务定价影响因素时，将不同类因素整合为少数几个指标，有利于观察出每个主成分中各项因素的贡献，即对医疗成本的影响程度，便于有侧重地选取某些原始指标进行分析。其次可消除原始指标之间的相关影响，因为这种方法将原始指标进行变换后形成相互独立的主成分，便于在不受各影响因素多重共线性的干扰下，进行下一步计量回归分析以观察医疗成本各潜在影响因素的作用力度。

对相关变量进行主成分分析得到以下总方差解释表，可知特征根 $\lambda_1=7.418$，特征根 $\lambda_2=1.181$，前两个主成分的累计方差贡献率达 78%，即涵盖了大部分信息。结合图 5-2 观察各个特征值的大小，可以发现，特征值等于 1 处的水平线标示了保留主成分分析的分界点，因此在分界点以下的主成分因子并不重要，只需要保留成分 1 和 2 就能够代表最初的 11 个指标，从而分析病例样本中影响成本的主要因素。两成分因子分别记作 F1 和 F2。

表 5-11 子宫剖宫产主成分分析

	总方差解释					
成分	初始特征值			提取载荷平方和		
	总计	方差百分比	累积 %	总计	方差百分比	累积 %
1	7.418	67.433	67.433	7.418	67.433	67.433
2	1.181	10.737	78.170	1.181	10.737	78.170
3	.983	8.934	87.104			

续表

成分	初始特征值			提取载荷平方和		
	总计	方差百分比	累积 %	总计	方差百分比	累积 %
4	.906	8.238	95.342			
5	.512	4.658	100.000			
6	4.728E-15	4.298E-14	100.000			
7	2.607E-15	2.370E-14	100.000			
8	2.225E-15	2.022E-14	100.000			
9	1.693E-15	1.539E-14	100.000			
10	9.989E-16	9.081E-15	100.000			
11	8.383E-16	7.621E-15	100.000			

总方差解释

提取方法：主成分分析法

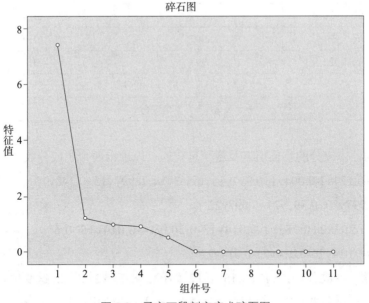

图 5-2　子宫下段剖宫产术碎石图

由成分矩阵分析得出，标准化后的 y13、y14、y15、y17、y19、y20、y21、y22 指标在第一主成分上有较高载荷，表明初始指标与主成分之间相关性强，x2、y1、y16 指标在第二主成分上有较高载荷，表明与主成分之间相关性强。因此，我们可以把 y13~y22 归为一类，x2、y1 归为一类，第一主成分集中反映了医院成本构成情况，第二主成分集中反映了患者自身条件。

表 5-12　子宫剖宫产主成分分析

成分矩阵 [a]		
	成分	
	1	2
Zscore（x2）	-.124	.203
Zscore（y1）	-.004	.781
Zscore（y13）	.997	-.014
Zscore（y14）	.563	-.203
Zscore（y15）	.997	-.014
Zscore（y16）	.348	.699
Zscore（y17）	.997	-.014
Zscore（y19）	.997	-.014
Zscore（y20）	.997	-.014
Zscore（y21）	.997	-.014
Zscore（y22）	.997	-.014

提取方法：主成分分析法

a. 提取了 2 个成分

根据各主成分的特征值以及载荷量我们可以求出两个主成分表达式，即：

$F1=-0.124x2-0.004y1+0.997y13+0.563y14+0.997y15+0.348y16+0.997y17+0.997y19+0.997y20+0.997y21+0.997y22$

$F2=0.203x2+0.781y1-0.014y13-0.203y14-0.014y15+0.699y16-0.014y17-0.014y19-0.014y20-0.014y21-0.014y22$

在第一主成分中，y13、y15、y17、y19、y20、y21、y22 这 9 项指标系数较大，因此起主要作用，分析成本影响因素时主要使用这几个变量，在第二主成分中，y1 系数绝对值较大，反应住院天数指标在分析医院成本影响因素时起主要作用。从组件图中可以更直观看出上述结论。

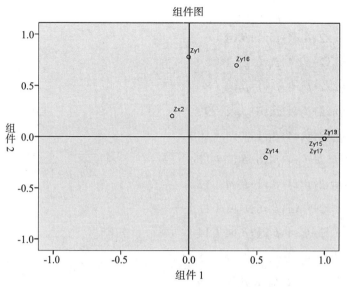

图 5-3　子宫下段剖宫产术组件图

以上分析表明地区 B 内的下段剖宫产术患者的住院天数是解释间接人力成本、间接卫生材料、间接药品、间接固定资产折旧、间接无形资产摊销，医疗风险基金、间接其他成本以及总费用变动的主要因素。

2. 地区 J

为了将研究变量之间的因果关系以更直观易懂的方式展现，准确地计量各个因素之间的相关程度与回归拟合程度的高低，提高预测方程式的效果，且通过回归得到拟合方程，有利于在将来根据成本影响因素预测医疗成本以及医疗费用，便于合理安排预算以及为医疗服务合理制定价格，我们进行进一步的回归分析。

在回归分析中，我们考虑年龄、医保类型、医疗机构类型、手术护士最高级别、住院天数以及手术麻醉师数对间接人力成本、直接卫生材料、间接卫生材料、直接药品、间接药品、间接固定资产折旧、间接无形资产摊销、医疗风险基金以及间接其他成本的影响。我们建立以下模型：

$lny13=\beta_1 x2+\beta_2 x4+\beta_3 x6+\beta_4 y1$（1）

$lny13=\beta_1 x2+\beta_2 x4+\beta_3 y1+\beta_4 y4$（2）

$lny14=\beta_1 x2+\beta_2 x4+\beta_3 x6+\beta_4 y1$（3）

$lny14=\beta_1 x2+\beta_2 x4+\beta_3 y1+\beta_4 y4$（4）

$lny15=\beta_1x2+\beta_2x4+\beta_3x6+\beta_4y1$（5）

$lny15=\beta_1x2+\beta_2x4+\beta_3y1+\beta_4y4$（6）

$lny16=\beta_1x2+\beta_2x4+\beta_3x6+\beta_4y1$（7）

$lny16=\beta_1x2+\beta_2x4+\beta_3y1+\beta_4y4$（8）

$lny17=\beta_1x2+\beta_2x4+\beta_3x6+\beta_4y1$（9）

$lny17=\beta_1x2+\beta_2x4+\beta_3y1+\beta_4y4$（10）

$lny19=\beta_1x2+\beta_2x4+\beta_3x6+\beta_4y1$（11）

$lny19=\beta_1x2+\beta_2x4+\beta_3y1+\beta_4y4$（12）

$lny20=\beta_1x2+\beta_2x4+\beta_3x6+\beta_4y1$（13）

$lny20=\beta_1x2+\beta_2x4+\beta_3y1+\beta_4y4$（14）

$lny21=\beta_1x2+\beta_2x4+\beta_3x6+\beta_4y1$（15）

$lny21=\beta_1x2+\beta_2x4+\beta_3y1+\beta_4y4$（16）

$lny22=\beta_1x2+\beta_2x4+\beta_3x6+\beta_4y1$（17）

$lny22=\beta_1x2+\beta_2x4+\beta_3y1+\beta_4y4$（18）

模型中各变量定义见变量定义表。

由下表回归结果可以发现，子宫下段剖宫患者年龄增大会使得间接人力成本、直接卫生材料、间接卫生材料、直接药品、间接药品、间接固定资产折旧、间接无形资产摊销、医疗风险基金以及间接其他成本显著提高。代表诊疗质量的医疗机构类型为专科医院时，间接人力成本和间接无形资产摊销费用显著高于综合医院，而直接卫生材料、间接卫生材料、直接药品、间接药品、医疗风险基金及间接其他成本低于综合医院；住院天数提高会引起纳入模型的所有医院成本因素显著增加；代表临床路径的手术麻醉师数增加会提高医院的间接人力成本和间接无形资产摊销，而直接卫生材料等成本会降低。因此对于地区需要做子宫下段剖宫产术的医院，需要关注患者医保类型、年龄、诊疗质量以及住院天数和手术麻醉师数等影响因素。

表 5-13 子宫剖宫产回归分析

	（1）	（2）	（3）	（4）	（5）	（6）	（7）	（8）	（9）
年龄	0.0045***	0.0045***	-0.0018	-0.0018	0.0045***	0.0045***	-0.0006	-0.0006	0.0045***
	（9.93）	（9.93）	（-1.59）	（-1.59）	（9.93）	（9.93）	（-0.55）	（-0.55）	（9.93）
医疗机构类型	0.7689***		-1.2562***		-0.7908***		-0.4305***		-1.5155***
	（58.58）		（-42.02）		（-60.25）		（-17.07）		（-115.46）
住院天数	0.0519***	0.0519***	0.0053	0.0053	0.0519***	0.0519***	0.0015	0.0015	0.0519***
	（33.50）	（33.50）	（1.54）	（1.54）	（33.50）	（33.50）	（0.44）	（0.44）	（33.50）
手术麻醉师数		0.7689***		-1.2562***		-0.7908***		-0.4305***	
		（58.58）		（-42.02）		（-60.25）		（-17.07）	
常数项	6.4160***	5.6471***	8.0503***	9.3065***	7.2465***	8.0373***	7.4645***	7.8949***	3.9987***
	（307.33）	（184.15）	（162.66）	（131.89）	（347.11）	（262.09）	（171.32）	（130.71）	（191.54）
观测值	5,744	5,744	5,744	5,744	5,744	5,744	5,744	5,744	5,744
拟合度 R^2	0.498	0.498	0.209	0.209	0.494	0.494	0.034	0.034	0.742

注：各列回归结果分别与上边各个模型相对应。*，** 和 *** 分别表示在 10%，5% 和 1% 的水平下结果显著。

表5-14 子宫剖宫产回归分析

	(10)	(11)	(12)	(13)	(14)	(15)	(16)	(17)	(18)
年龄	0.0045***	0.0045***	0.0045***	0.0045***	0.0045***	0.0045***	0.0045***	0.0045***	0.0045***
	(9.93)	(9.93)	(9.93)	(9.93)	(9.93)	(9.93)	(9.93)	(9.93)	(9.93)
医疗机构类型		-0.6456***		0.4799***		-0.1290***		-0.0969***	
		(-49.18)		(36.56)		(-9.83)		(-7.38)	
住院天数	0.0519***	0.0519***	0.0519***	0.0519***	0.0519***	0.0519***	0.0519***	0.0519***	0.0519***
	(33.50)	(33.50)	(33.50)	(33.50)	(33.50)	(33.50)	(33.50)	(33.50)	(33.50)
手术麻醉师数	-1.5155***		-0.6456***		0.4799***		-0.1290***		-0.0969***
	(-115.46)		(-49.18)		(36.56)		(-9.83)		(-7.38)
常数项	5.5142***	4.6972***	5.3427***	1.4489***	0.9690***	1.9581***	2.0871***	5.4802***	5.5771***
	(179.81)	(225.00)	(174.22)	(69.41)	(31.60)	(93.79)	(68.06)	(262.51)	(181.86)
观测值	5,744	5,744	5,744	5,744	5,744	5,744	5,744	5,744	5,744
拟合度 R^2	0.742	0.425	0.425	0.361	0.361	0.228	0.228	0.223	0.223

资料来源：基于运用 stata 14.0 回归模型的结果绘制而成。

综上所述，对于地区 B 和地区 J 内的子宫下段剖宫产术病例样本，通过实证分析可以发现，该病种的成本主要受患者住院天数的影响。患者住院天数越长，间接人力成本、直接卫生材料、间接卫生材料、直接药品、间接药品、间接固定资产折旧、间接无形资产摊销、医疗风险基金以及间接其他成本越高。由于样本中只包含地区 B 内的一家医院，研究结果说服力不强，我们单独对地区 J 内的数家医院病例样本进行分析。结果表明，除了住院天数因素之外，患者年龄、医疗机构类型以及手术麻醉师数也会对医院成本影响显著。正如表 5-13 和表 5-14 所示，子宫下段剖宫产术患者年龄越大，间接人力成本、直接卫生材料等成本越高，这可能与住院天数有关。专科医院和综合医院成本结构差异明显：当代表诊疗质量的医疗机构类型为专科医院时，间接人力成本和间接无形资产摊销费用显著高于综合医院，而直接卫生材料、间接卫生材料、直接药品、间接药品、医疗风险基金及间接其他成本显著低于综合医院。参与手术的手术麻醉师数越多，医院的间接人力成本和间接无形资产摊销越大，这可能与手术的复杂性和风险程度相关。而直接卫生材料等成本并未发生相同的变化，反而显著降低。因此，复杂病种在医师、麻醉师资源投入增长是显著的，此类病种在定价时应关注劳务技术价值的体现。综上，对于就诊子宫下段剖宫手术患者，需要关注其年龄、医保类型，可适当安排住院天数和手术麻醉师数，将医院成本控制在预测范围内；同时，在宏观层面应关注不同类型的医院在收治同一病种的资源效率情况。

（五）多元回归及结构方程式模型构建

1. 病种影响因素的结构方程模型分析

根据研究目的，将收集到的变量中的患者的住院天数、手术医生数、病房医生数、手术时间、病房医生服务时间、住院费用成本作为因变量，将其他可能会对因变量产生影响的指标作为自变量，建立结构方程模型。同时又将病种区分，在不同病种的前提下，建立不同的结构方程。根据指标间的相关系数及专业知识，同时允许指标存在一定的测量误差，以更加符合实际情况，进行全模拟分析。将自变量指标按性质不同引入患者情况和诊疗特征作为外源潜变量，由于因变量的两个指标之间各自表达了不同信息，故将其分别作为内生潜变量，绘制初始通径图并编写相应程序。各病种结构方程模型通径图如下，所有可能用到的各潜变量及观测变量说明见下表。

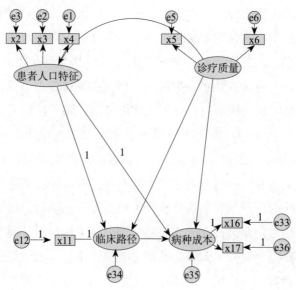

图 5-4 老年性白内障，行白内障超声乳化摘除术 + 人工晶状体植入术（IOL）结构方程模型通径图

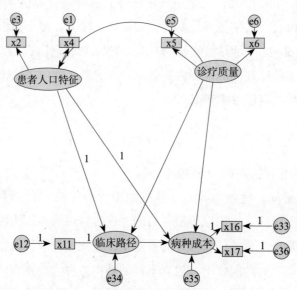

图 5-5 子宫下段剖宫产术结构方程模型通径图

表 5-15 所有可能用到的各潜变量及观测变量一览表

外源变量		内生变量	
外源潜变量	外源观测变量	内生潜变量	内生观测变量
患者人口特征	X1 病种类型	临床路径	X11 住院天数
	X2 年龄		X12 手术医生数
	X3 性别		X13 病房医生数
	X4 医保类型		X14 手术时间
诊疗质量	X5 医院所在地区		X15 病房医生服务时间
	X6 医疗机构类型	病种成本	X16 总费用
	X7 手术麻醉师最高级别		X17 成本合计
	X8 手术护士最高级别		
	X9 病房医生最高级别		
	X10 病房护士最高级别		

2. 模型拟合

结构方程模型分析是基于变量的协方差矩阵来分析变量之间关系的一种统计方法，所以也称为协方差结构分析。目前比较流行的 SEM 分析软件有 LISREL、EQS、AMOS 等等，本次研究采用的是 AMOS23 对模型进行拟合的。

在软件中采用极大似然法（maximum likelihood）对数据进行拟合。本次模型拟合过程中，经过若干次反复调整，最终得到基于临床路径按病种付费的医疗服务定价的结构方程模型，各潜变量的路径系数及效应路径见表 5-16 和表 5-17。

表 5-16 老年性白内障，行白内障超声乳化摘除术 + 人工晶状体植入术（IOL）
潜变量影响因素及效应路径

内生	外源 / 内生	效应	
潜变量	潜变量	路径	系数
临床路径 z1	患者人口特征 y1	y1—>z1	0.808
	诊疗质量 y2	y2—>z1	0.708
病种成本 z2	患者人口特征 y1	y1—>z2	0.778
	诊疗质量 y2	y2—>z2	0.669
	临床路径 z1	z1—>z2	0.245

表5-17　子宫下段剖宫产术潜变量影响因素及效应路径

内生	外源／内生	效应	
潜变量	潜变量	路径	系数
临床路径 z_1	患者人口特征 y_1	$y_1\text{—>}z_1$	0.565
	诊疗质量 y_2	$y_2\text{—>}z_1$	0.638
病种成本 z_2	患者人口特征 y_1	$y_1\text{—>}z_2$	0.461
	诊疗质量 y_2	$y_2\text{—>}z_2$	0.064
	临床路径 z_1	$z_1\text{—>}z_2$	0.048

　　综合以上模型拟合结果，可以看出患者的住院天数、手术时间、住院费用成本的影响因素。结构方程模型的一大优势就是可以将多个希望研究的因变量放在一起并且同时进行考察，在研究某两个因素相互作用的同时，兼顾了其他因素的影响，这样得出的结果也更加真实、可信，研究所获得的信息更加充分、安全，更加符合变量之间真实的关系。本次研究通过采用构建模型并对其进行拟合，得出各外源潜变量可对内生潜变量产生影响，同时对效应的大小做出了估计。具体表现为：患者人口特征和诊疗质量对临床路径和病种成本有影响，而临床路径又直接影响病种成本。各外源／内生潜变量对临床路径和病种成本的影响如表5-17所示，在老年性白内障，行白内障超声乳化摘除术＋人工晶状体植入术（IOL）中患者人口特征和诊疗质量对临床路径和病种成本影响均较大；在子宫下段剖宫产术中，患者人口特征对临床路径和病种成本影响较大，而诊疗质量对临床路径影响较大，对病种成本影响较小。综上，患者人口特征对临床路径和成本的影响最大，提示在制定按病种付费标准时应充分考虑患者的情况，将付费标准的差异最大化归于患者情况的不同。

　　根据上述对潜在影响医疗服务定价因素的分析，结合研究目的，我们认为除了患者年龄、性别、诊疗质量、临床路径等会直接影响医疗服务价格以外，以上因素还会通过影响病种成本，进而对医疗服务价格产生间接影响，各因素之间的作用路径如图5-6所示。我们将每个病种的医疗总费用和医院成本合计定义为内生变量、患者年龄、性别等21个因素定义为外生变量。参考杨洁的路径研究方法，可以得知，递归通径模型的建立需满足变量间的单项链条关系。从我们的各影响因素特征来看，满足递归通径模型对各变量的要求。因此，我们分别以医院成本合计成本和医疗总费用作为因变量建立一组多元线性回归方程，分病种分步骤对医疗费用和病种成本进行回归分析，以观察变量之间的因果关系。

$$Y_2=\beta_0+\sum_{i=1}^{21}\beta_iX_i+\varepsilon \qquad Y_1=\gamma_0+\sum_{i=1}^{21}\gamma_iX_i+\gamma_2Y_2\varepsilon$$

在模型中 Y_1 是医疗总费用，与变量定义表中的"Y_{11}"相对应，Y_2 代表医院各项成本变量，与变量定义表中的"$Y_{12}\sim Y_{22}$"相对应，计算方式参考数据调研及处理部分。X_i 代表年龄，性别，医保类型等外生变量，也就是上述回归分析中纳入的自变量因素，具体定义参见数据调研及处理部分，ε 是模型的随机扰动项。

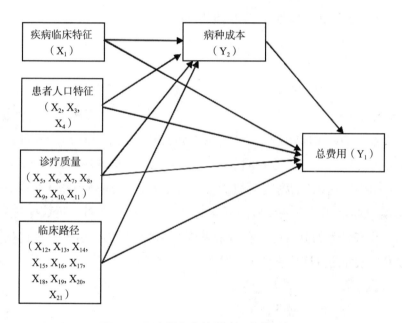

图 5-6 医疗服务定价影响因素模型图示

通过上述对医院成本及医疗费用影响因素的实证分析可以判断出，对于不同病种，有着不完全相同的潜在影响因素。通过将文章开头提到的医院成本潜在影响因素量化分析，结果表明对医院成本影响最大的因素包括患者人口特征和临床路径两个方面。其中在患者人口特征中，患者年龄和医保类型对影响医院成本变动贡献最多。比如对于老年性白内障病种，医保类型对成本影响最大；对于子宫下段剖宫产术病种，患者年龄和医保类型对成本都会有显著影响。在临床路径因素中，患者住院天数对医院成本影响最大。对于老年性白内障病种，住院天数增加会造成医院间接人力成本、直接卫生材料、间接卫生材料、间接药品、间接固定资产折旧等成本显著提高；对于子宫下段剖宫手术，住院天数会引起各项成本显著增加。除此之外，手术麻醉师数越多，医院的间接人力成本和间接无形资产摊销越大，而直接卫生材料等成本显著降低。最后，通过分析可以发现，患者人口特征（年龄、医保类型）、临床路径（手术医生数、住院天数等）以及医院各项成本可以直接影响医疗费用。比如对于老年性白内障病种，医疗费用主要受到医疗风险基金的影响。医疗风险基金的增加会导致医疗费用显著提升。因此，对于不同病种，医院需要关注的影响成本的因素不同。通过对可控影响因素（如住院天数，手术麻醉师数）的调整，医院可以把成本控制在合理范围之内，同时也减轻患者医疗负担。

（六）CHAID 决策树模型构建

决策树模型可以通过对数据进行学习及处理来获得其分类和预测的规律，包含 C5.0、CART、CHAID、QUEST 和决策列表等多种算法。本文将使用卡方自动交互诊断器 CHAID（CHI-squared Automatic Interaction Detector）算法，该方法是由 Kass 等人在 1975 年提出的，与其他几类决策树算法相比，CHAIN 既支持字符型，也支持数值型的输出目标类型。与通径模型不同，决策树 CHAID 算法虽然不能反映变量间复杂的关系，但是模型对分析数据的分布要求不高，具有出色的分析能力和对未来数据的预测能力，运算结果直观易懂，且可以通过软件的分区功能来实现对模型稳健性的评价。

1. 建模方法

（1）目标变量的数据类型转换

在对单病种成本分析的过程中，原始目标变量数据往往并不符合数据挖掘工具对数据类型的要求，需要进行目标变量的类型转换，以适应建模的要求。在国内外文献中，学者对医疗费用进行决策树建模分析时，常会将其转换成二分类或多分类变量。故本次研究以传统的中位数为分界点，将医院临床路径下的单病种成本数据和费用数据进行离散化处理。具体来讲，将成本（费用）数据大于其中位数的定义为高成本（费用）组，标记为 1，反之为成本（费用）组，标记为 0

（2）输入变量的数据类型转换

本研究使用表 5-18 中定义的输入变量对医院单病种成本和费用的影响，确定单病种结算模式下的病例成本和费用组合，根据模型的节点来确定成本组合的分类规则，得出每个病例组中病种成本超过中位数的例数。

表 5-18　变量定义表

变量代码	变量名称	输入 / 输出	变量类型
Y1	成本合计	输出变量	标记型变量
Y2	总费用	输出变量	标记型变量
X1	年龄	输入变量	连续型变量
X2	性别	输入变量	标记型变量
X3	医保类型	输入变量	名义型变量
X4	医疗机构类型	输入变量	名义型变量
X5	手术医生最高级别	输入变量	有序型变量
X6	手术护士最高级别	输入变量	有序型变量
X7	手术麻醉师最高级别	输入变量	有序型变量
X8	病房医生最高级别	输入变量	有序型变量
X9	病房护士最高级别	输入变量	有序型变量
X10	住院天数	输入变量	连续型变量
X11	手术医生数	输入变量	连续型变量
X12	手术护士数	输入变量	连续型变量
X13	手术麻醉师数	输入变量	连续型变量
X14	病房医生数	输入变量	连续型变量
X15	病房护士数	输入变量	连续型变量
X16	手术时间	输入变量	连续型变量
X17	病房医生服务时间	输入变量	连续型变量
X18	病房护士服务时间	输入变量	连续型变量
X19	有无手术	输入变量	标记型变量
X20	直接人力成本	输入变量	连续型变量
X21	间接人力成本	输入变量	连续型变量

续表

变量代码	变量名称	输入 / 输出	变量类型
X22	直接卫生材料	输入变量	连续型变量
X23	间接卫生材料	输入变量	连续型变量
X24	直接药品	输入变量	连续型变量
X25	间接药品	输入变量	连续型变量
X26	直接固定资产折旧	输入变量	连续型变量
X27	间接固定资产折旧	输入变量	连续型变量
X28	间接无形资产摊销	输入变量	连续型变量
X29	医疗风险基金	输入变量	连续型变量
X30	间接其他成本	输入变量	连续型变量
X31	直接人力成本	输入变量	连续型变量

2. 实施步骤

本次 CHAID 决策树模型使用软件 SPSS Modeler 18.0 完成。建模过程图如图 5-7 决策树 CHAID 算法建模过程图所示。为了对预测模型做出评价，我们将所有数据按照 70% 和 30% 的比例随机分为训练集和测试集。

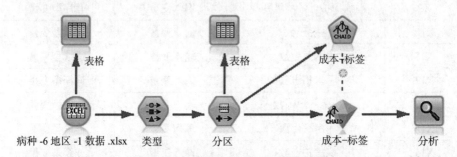

图 5-7　决策树 CHAID 算法建模过程图

定义决策树的生长层数为 5，树的终止规则使用百分比法，达到父分支中最小记录数的 2%，子分支中最小记录数的 1% 就停止生长；分割和合并的显著性水平定为 0.05；用于类别目标的卡方为 Pearson 卡方；期望单元格频率的下限更改为 0.001，收敛的最大迭代次数为 100。使用软件的分析功能对拟合的模型进行评价。

3. 子宫下段剖宫产术建模结果分析

为了自备选变量中确定对临床路径下医疗成本影响较大的变量，同时找出病种成本的分类决策规则，我们对子宫下段剖宫产术进行建模分析。分析结果如下：

（1）检验结果

我们将病种变量选择为6，地区变量为1，且以成本合计为目标变量使用CHAID决策树算法进行建模。建模结果分为3个部分：预测变量重要性分析、模型准确性分析（主要包含模型训练准确率和置信度报告）及模型分类规则展示（主要包括决策树结构和列表结构的单病种成本分组规则展示）。

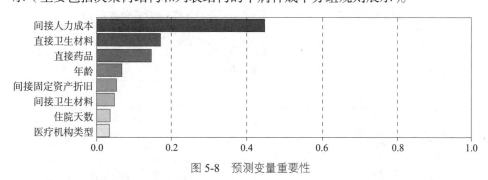

图 5-8　预测变量重要性

变量影响因素分析结果提示：输入30个变量中有8个对临床路径下医院单病种成本产生影响，其中间接人力成本的影响最大，达到0.45，接下来是直接卫生材料和直接药品，占比分别为0.17和0.15。其次依次为年龄、间接固定资产折旧、间接卫生材料、住院天数和医疗机构类型，详见表5-19模型准确性分析。

表 5-19　模型准确性分析

分区	训练集		测试集	
正确	2,680	67.52%	1,109	64.59%
错误	1,289	32.48%	608	35.41%
总计	3,969		1,717	

CHAID决策树模型准确性分析提示：医院单病种成本预测模型训练集样本3969例，准确率67.52%，测试集样本1717例，准确率64.59%。病种成本置信度值报告显示：训练集及测试集的置信度值都在0.513到1之间。对于测

试集中被正确分类和没被正确分类的记录，其平均置信度分别达到了 0.694 和 0.636。详见表格 5-20 模型置信度报告。

表 5-20 模型置信度报告

训练集	
范围	0.513-1.0
平均正确性	0.698
平均不正确性	0.628
正确性始终高于	0.921（观测值的 3.38%）
不正确性始终低于	0.513（观测值的 0%）
2.0 以上的折叠正确性	0.728（观测值的 84.69%）
测试集	
范围	0.513-1.0
平均正确性	0.694
平均不正确性	0.636
正确性始终高于	0.921（观测值的 2.5%）
不正确性始终低于	0.513（观测值的 0%）
2.0 以上的折叠正确性	0.817（观测值的 83.65%）

通过决策树分类规则可以将训练集中的 3,969 例单病种结算的医疗成本数据分为 29 种病例成本组合，45 个分类节点。间接人力成本作为一层节点首先进入模型；二层节点包括直接药品、直接卫生材料、医疗机构类型和间接固定资产折旧；三层节点有 5 个变量，分别为直接卫生材料、年龄、间接人力成本、直接药品和间接卫生材料；四层节点变量直接卫生材料和住院天数。详见图 5-9 父节点及其子节点。

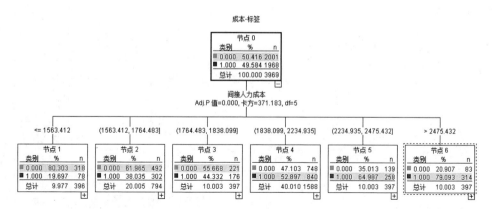

图 5-9 父节点及其子节点

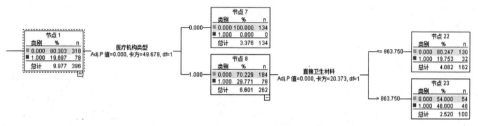

图 5-10 节点 1 及其各级子节点

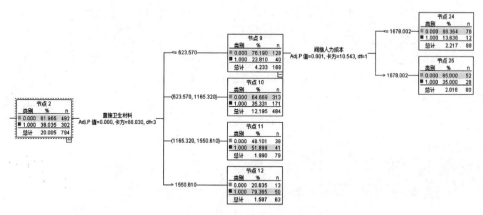

图 5-11 节点 2 及其各级子节点

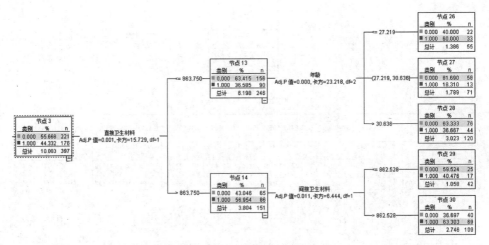

图 5-12　节点 3 及其各级子节点

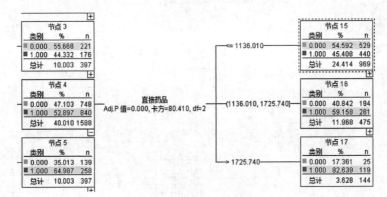

图 5-13　其他节点 1

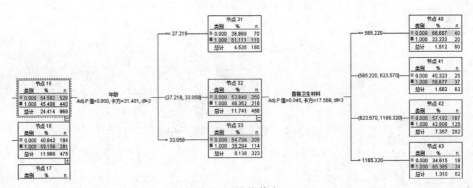

图 5-14　其他节点 2

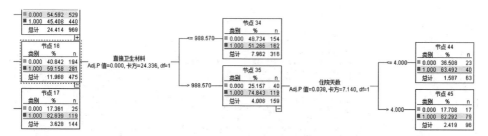

图 5-15 其他节点 3

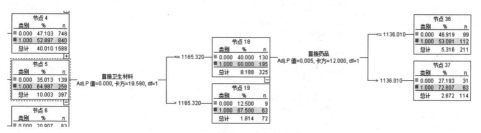

图 5-16 其他节点 4

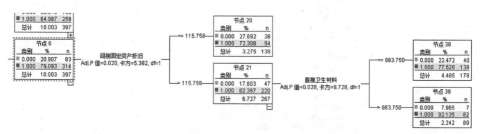

图 5-17 单病种成本分组规则（决策树结构）

```
间接人力成本 <= 1563.412 [模式: 0]
   医疗机构类型 = 0 [模式: 0] ⇒ 0.0
   医疗机构类型 = 1 [模式: 0]
      直接卫生材料 <= 863.750 [模式: 0] ⇒ 0.0
      直接卫生材料 > 863.750 [模式: 0] ⇒ 0.0
间接人力成本 > 1563.412 and 间接人力成本 <= 1764.483 [模式: 0]
   直接卫生材料 <= 623.570 [模式: 0]
      间接人力成本 <= 1678.002 [模式: 0] ⇒ 0.0
      间接人力成本 > 1678.002 [模式: 0] ⇒ 0.0
   直接卫生材料 > 623.570 and 直接卫生材料 <= 1165.320 [模式: 0] ⇒ 0.0
   直接卫生材料 > 1165.320 and 直接卫生材料 <= 1550.610 [模式: 1] ⇒ 1.0
   直接卫生材料 > 1550.610 [模式: 1] ⇒ 1.0
间接人力成本 > 1764.483 and 间接人力成本 <= 1838.099 [模式: 0]
   直接卫生材料 <= 863.750 [模式: 1]
      年龄 <= 27.219 [模式: 1] ⇒ 1.0
      年龄 > 27.219 and 年龄 <= 30.636 [模式: 0] ⇒ 0.0
      年龄 > 30.636 [模式: 0] ⇒ 0.0
   直接卫生材料 > 863.750 [模式: 1]
      间接卫生材料 <= 862.528 [模式: 0] ⇒ 0.0
      间接卫生材料 > 862.528 [模式: 1] ⇒ 1.0
间接人力成本 > 1838.099 and 间接人力成本 <= 2234.935 [模式: 1]
   直接药品 <= 1136.010 [模式: 0]
      年龄 <= 27.219 [模式: 1] ⇒ 1.0
      年龄 > 27.219 and 年龄 <= 33.058 [模式: 1]
         直接卫生材料 <= 565.220 [模式: 0] ⇒ 0.0
         直接卫生材料 > 565.220 and 直接卫生材料 <= 623.570 [模式: 1] ⇒ 1.0
         直接卫生材料 > 623.570 and 直接卫生材料 <= 1165.320 [模式: 0] ⇒ 0.0
         直接卫生材料 > 1165.320 [模式: 1] ⇒ 1.0
      年龄 > 33.058 [模式: 0] ⇒ 0.0
   直接药品 > 1136.010 and 直接药品 <= 1725.740 [模式: 1]
      直接卫生材料 <= 988.570 [模式: 1] ⇒ 1.0
      直接卫生材料 > 988.570 [模式: 1]
         住院天数 <= 4 [模式: 1] ⇒ 1.0
         住院天数 > 4 [模式: 1] ⇒ 1.0
   直接药品 > 1725.740 [模式: 1] ⇒ 1.0
间接人力成本 > 2234.935 and 间接人力成本 <= 2475.432 [模式: 1]
   直接卫生材料 <= 1165.320 [模式: 1]
      直接药品 <= 1136.010 [模式: 1] ⇒ 1.0
      直接药品 > 1136.010 [模式: 1] ⇒ 1.0
   直接卫生材料 > 1165.320 [模式: 1] ⇒ 1.0
间接人力成本 > 2475.432 [模式: 1]
   间接固定资产折旧 <= 115.758 [模式: 1] ⇒ 1.0
   间接固定资产折旧 > 115.758 [模式: 1]
      直接卫生材料 <= 863.750 [模式: 1] ⇒ 1.0
      直接卫生材料 > 863.750 [模式: 1] ⇒ 1.0
```

图 5-18　单病种成本分组规则

（2）讨论与分析

CHAID 决策树模型提示，间接人力成本、直接卫生材料、直接药品、年龄、间接固定资产折旧、间接卫生材料、住院天数和医疗机构类型对临床路径下医院单病种成本产生影响。其他因素在树模型的预测变量重要性分析中占比较低，影响较小，所以未作为重要影响因素被模型筛选出来。除间接人力成本、直接卫生材料、直接药品等对病种成本影响大的因素被筛选外，其他因素未被模型筛选出来的原因可能与不同变量在临床路径下的核算方式有关。例如：其他因素中直接人力成本在同一医院同一病种中是固定值，因此在模型分析结果中不显著。7 个变量中除年龄和医疗机构类型外均可作为医院管理维度的重要指标，具有可控制性。另外，模型确定了 29 种单病种结算模式下的病例成本组合，并得出每个病例组中高成本例数，模型预测准确率接近65%。通过病例成本组合的分类规则可以有效地指导医院制定合理的病种成本管控方案。

建模结果提示，间接人力成本因素对医院单病种成本的影响最大。其在1,838.1元以上时，高成本组病例为1,412例，占训练集所有高成本组病例的71.75%。因此，可以考虑将间接人力成本因素作为此病种的主要控制因素，着重优化与之相关的临床路径，定详细的绩效考核指标，提升医疗资源使用效率。此外，以直接卫生材料和直接药品两个可控因素为例，当间接人力成本在1,764.48元到1,838.1元之间、直接卫生材料小于863.75元时，63.415%的病例为低成本组；当间接人力成本在1,838.1至2,234.9之间时，低成本组的96.66%的病例分布在直接药品小于1,725.74的分支中，当实际情形与此相似时，控制直接卫生材料和直接药品分别位于863.75和1,725.74以下就显得格外重要，可以有效控制成本，使其更有可能偏向低成本。

当收治病例的单病种成本高于收费情况时，样本医院会发生亏损。医院想要维持收支平衡，保证良好的经济运营，就需要不断加强成本管理。随着医疗技术的不断发展，新药品、新材料的应用，医疗服务成本不断发生变化，将间接人力成本、直接卫生材料、直接药品、间接卫生材料和住院天数等可控因素作为绩效考核指标，根据考核结果不断优化绩效考核方案，可加强医院成本管理，改善医院运行效率。

二、医疗服务定价影响因素权重赋值实证分析

为了检验前述模型准确性，我们对子宫下段剖宫产术和老年性白内障行白内障超声乳化摘除术＋人工晶状体植入术（IOL）两个病种进行赋值实证分析，从而在两个病种备选变量中确定对临床路径下医疗成本影响较大的变量，同时找出病种成本的分类决策规则，确定影响病种定价的关键因素。

（一）子宫下段剖宫产术

1. 检验结果

CHAID决策树模型中变量影响因素分析结果提示：输入30个变量中有2

个对临床路径下医院单病种成本产生影响，分别是间接人力成本和直接卫生材料，占比为 0.73 和 0.27，详见图 5-19。

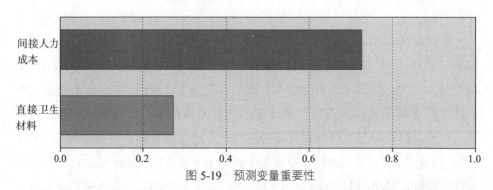

图 5-19 预测变量重要性

CHAID 决策树模型准确性分析提示：医院单病种成本预测模型训练集样本 105 例，准确率 91.43%，测试集样本 49 例，准确率 87.76%。病种成本置信度值报告显示：训练集及测试集的置信度值都在 0.727 到 1.0 之间。对于测试集中被正确分类和没被正确分类的记录，其平均置信度分别达到了 0.892 和 0.866。详见表 5-21 和表 5-22。

表 5-21 模型准确性分析

分区	训练集		测试集	
正确	96	91.43%	43	87.76%
错误	9	8.57%	6	12.24%
总计	105		49	

表 5-22 模型置信度报告

训练集	
范围	0.727~1.0
平均正确性	0.926
平均不正确性	0.791
正确性始终高于	0.824（观测值的 57.14%）
不正确性始终低于	0.727（观测值的 0%）
2.0 以上的折叠正确性	0.824（观测值的 100%）

续表

测试集	
范围	0.727-1.0
平均正确性	0.892
平均不正确性	0.866
正确性始终高于	1.0（观测值的 0%）
不正确性始终低于	0.727（观测值的 0%）
2.0 以上的折叠正确性	1.0（观测值的 0%）

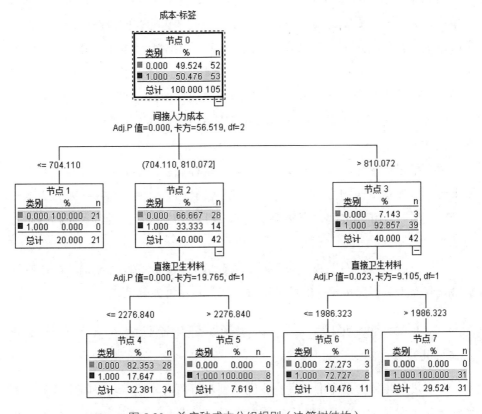

图 5-20　单病种成本分组规则（决策树结构）

通过决策树分类规则可以将训练集中的 105 例单病种结算的医疗成本数据分为 5 种病例成本组合，7 个分类节点。第一层的分类节点是间接人力成本，第二层是直接卫生材料，对病例进行判断与分类。详见图 5-20 和图 5-21。

间接人力成本 <= 704.110 [模式：0] ⇨ **0.0**
间接人力成本 > 704.110 and 间接人力成本 <= 810.072 [模式：0]
    直接卫生材料 <= 2276.840 [模式：0] ⇨ **0.0**
    直接卫生材料 > 2276.840 [模式：1] ⇨ **1.0**
间接人力成本 > 810.072 [模式：1]
    直接卫生材料 <= 1986.323 [模式：1] ⇨ **1.0**
    直接卫生材料 > 1986.323 [模式：1] ⇨ **1.0**

图 5-21　单病种成本分组规则

2. 讨论与分析

CHAID 决策树模型提示，间接人力成本和直接卫生材料对临床路径下医院单病种成本产生影响。其他因素中直接人力成本指标在同一医院同一病种中是固定值，其他因素由于占比较低，在树模型的预测变量重要性分析中影响较小、未被筛选，因此在模型分析结果中不显著。模型确定了 5 种单病种结算模式下的病例成本组合，并得出每个病例组中高成本例数，模型预测准确率超过了 87%。通过病例成本组合的分类规则可以有效地指导医院制定合理的病种成本管控方案。

建模结果提示，间接人力成本对医院单病种成本的影响最大。其在 810 元以下时，低成本组病例为 49 例，高成本组病例仅有 14 例。当间接人力成本介于 704 元时与 810 元之间、直接卫生材料小于 2,277 元时，低成本病例占比为 82.35%。

当医院收治病例的单病种成本高于收费情况时，就会发生亏损。医疗机构要维持收支平衡，保证良好的经济运营，就必须尽可能降低成本。

（二）老年性白内障，行白内障超声乳化摘除术 + 人工晶状体植入术（IOL）

为了进一步检验模型准确性，我们分别对行白内障超声乳化摘除术 + 人工晶状体植入术（IOL）两个地区的样本数据进行模型赋值实证分析，在确定两个病种备选变量中对临床路径下医疗成本影响较大的变量、找出病种成本的分类决策规则，确定影响病种定价关键因素等一系列基础上，验证模型在不同地区的适用性和准确性。

1. 地区 B 成本数据分析

（1）检验结果

变量影响因素分析结果提示：输入 30 个变量中有 2 个对临床路径下医院单病种成本产生影响，分别是直接卫生材料和间接人力成本，占比为 0.91 和 0.09，详见图 5-22。

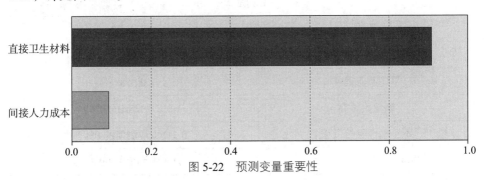

图 5-22　预测变量重要性

CHAID 决策树模型准确性分析提示：医院单病种成本预测模型训练集样本 1,982 例，准确率 98.28%；测试集样本 930 例，准确率 97.53%。病种成本置信度值报告显示：训练集及测试集的置信度值都在 0.511 到 1.0 之间。对于测试集中被正确分类和没被正确分类的记录，其平均置信度分别达到了 0.989 和 0.558。详见表 5-23 和表 5-24。

表 5-23　模型准确性分析

分区	训练集		测试集	
正确	1,948	98.28%	907	97.53%
错误	34	1.72%	23	2.47%
总计	1,982		930	

表 5-24　模型置信度报告

训练集	
范围	0.511-1.0
平均正确性	0.991
平均不正确性	0.535
正确性始终高于	0.993（观测值的 89.61%）

续表

训练集	
不正确性始终低于	0.511（观测值的 0%）
2.0 以上的折叠正确性	0.511（观测值 99.43%）
测试集	
范围	0.511-1.0
平均正确性	0.989
平均不正确性	0.558
正确性始终高于	1.0（观测值的 0%）
不正确性始终低于	0.511（观测值的 0%）
2.0 以上的折叠正确性	0.511（观测值 99.44%）

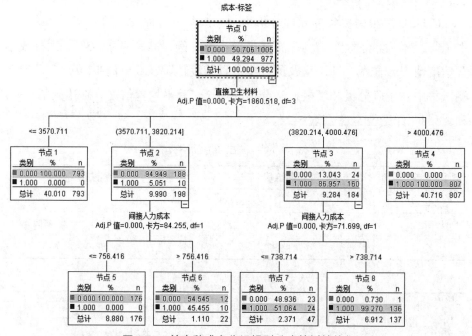

图 5-23　单病种成本分组规则（决策树结构）

通过决策树分类规则可以将训练集中的 1,982 例单病种结算的医疗成本数据分为 6 种病例成本组合，8 个分类节点。第一层的分类节点是直接卫生材料；第二层是间接人力成本，对病例进行判断与分类，详见图 5-23 和图 5-24。

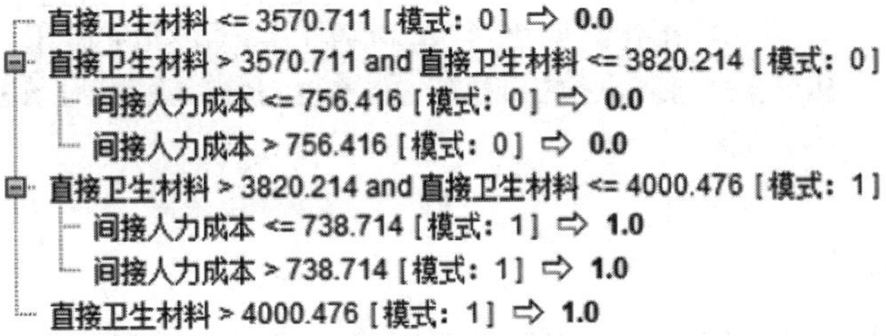

```
├─ 直接卫生材料 <= 3570.711 [模式: 0] ⇨ 0.0
├─ 直接卫生材料 > 3570.711 and 直接卫生材料 <= 3820.214 [模式: 0]
│  ├─ 间接人力成本 <= 756.416 [模式: 0] ⇨ 0.0
│  └─ 间接人力成本 > 756.416 [模式: 0] ⇨ 0.0
├─ 直接卫生材料 > 3820.214 and 直接卫生材料 <= 4000.476 [模式: 1]
│  ├─ 间接人力成本 <= 738.714 [模式: 1] ⇨ 1.0
│  └─ 间接人力成本 > 738.714 [模式: 1] ⇨ 1.0
└─ 直接卫生材料 > 4000.476 [模式: 1] ⇨ 1.0
```

图 5-24　单病种成本分组规则

（2）讨论与分析

CHAID 决策树模型提示，直接卫生材料成本和间接人力成本对临床路径下医院单病种成本产生影响。其他因素在树模型的预测变量重要性分析中未被筛选，即影响较小，主要是由于占比较低；其他因素中直接人力成本指标在同一医院同一病种中是固定值，因此在模型分析结果中不显著。另外，模型确定了 6 种单病种结算模式下的病例成本组合，并得出每个病例组中高成本例数，模型预测准确率超过了 97%。通过病例成本组合的分类规则可以有效地指导医院制定合理的病种成本管控方案。

建模结果提示，直接卫生材料对医院单病种成本的影响最大。其在 3,820 元以下时，低成本组病例为 981 例，高成本组病例仅有 10 例。当直接卫生材料成本介于 3,820 元与 4,000 元之间时，间接人力成本大于临界值 739 元时，137 组病例中仅有一组为低成本组。

当医院收治病例的单病种成本高于收费情况时，就会发生亏损。医疗机构要维持收支平衡，保证良好的经济运营，就必须尽可能降低成本。随着医疗技术的不断发展，新药品、新材料的应用，医疗服务成本也在不断变化，建议把直接卫生材料成本等可控因素作为绩效考核指标，上限设置为 3,820 元，根据这些指标优化绩效考核方案，达到成本管控目标，提高医院运行效率及医疗质量。

2. 地区 J 成本数据分析

（1）检验结果

CHAID 决策树模型变量影响因素分析结果提示：输入 30 个变量中有 3 个对临床路径下医院单病种成本产生影响，分别是间接固定资产折旧、直接卫生材料和直接药品，占比为 0.87、0.12 和 0.01，详见图 5-25。

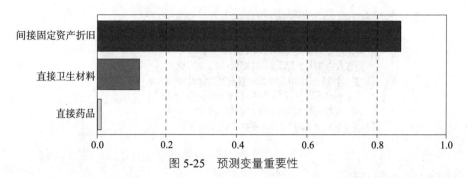

图 5-25　预测变量重要性

CHAID 决策树模型准确性分析提示：医院单病种成本预测模型训练集样本 1,898 例，准确率 98.42%；测试集样本 883 例，准确率 97.85%。病种成本置信度值报告显示：训练集及测试集的置信度值都在 0.692 到 1.0 之间。对于测试集中被正确分类和没被正确分类的记录，其平均置信度分别达到了 0.986 和 0.813。详见表 5-25 和表 5-26。

表 5-25　模型准确性分析

分区	训练集		测试集	
正确	1,868	98.42%	864	97.85%
错误	30	1.58%	19	2.15%
总计	1,898		883	

表 5-26　模型置信度报告

训练集	
范围	0.692-1.0
平均正确性	0.988
平均不正确性	0.756
正确性始终高于	0.88（观测值的 92.73%）
不正确性始终低于	0.692（观测值的 0%）
98.42% 以上的准确性	0.0
2.0 以上的折叠正确性	0.767（观测值的 99.56%）
测试集	
范围	0.692-1.0
平均正确性	0.986

续表

测试集	
平均不正确性	0.813
正确性始终高于	1.0（观测值的 0%）
不正确性始终低于	0.692（观测值的 0%）
97.85% 以上的准确性	0.0
2.0 以上的折叠正确性	0.767（观测值的 98.94%）

通过决策树分类规则可以将训练集中的 1,898 例单病种结算的医疗成本数据分为 11 种病例成本组合，15 个分类节点。第一层的分类节点是间接固定资产折旧；第二层是直接卫生材料和直接药品，第三层为直接药品。详见图 5-26 和图 5-27。

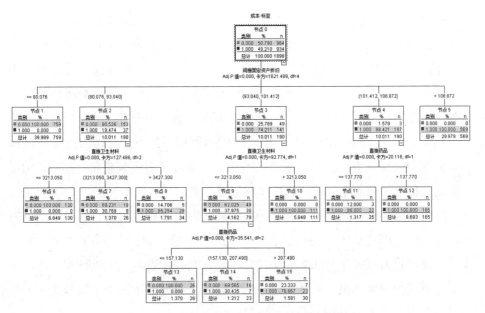

图 5-26　单病种成本分组规则（决策树结构）

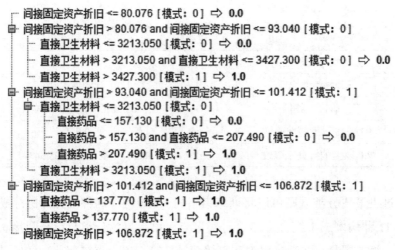

图 5-27　单病种成本分组规则

（2）讨论与分析

CHAID 决策树模型提示，间接固定资产折旧费、直接卫生材料成本和直接药品成本对临床路径下医院单病种成本产生影响。其他因素在树模型的预测变量重要性分析中未被筛选即影响较小，主要是由于占比较低。其他因素中直接人力成本指标在同一医院同一病种中是固定值，因此在模型分析结果中不显著。直接卫生材料成本和直接药品成本可作为医院管理维度的重要指标。另外，模型确定了 11 种单病种结算模式下的病例成本组合，并得出每个病例组中高成本例数，模型预测准确率超过了 97%。通过病例成本组合的分类规则可以有效地指导医院制定合理的病种成本管控方案。

建模结果提示，间接固定资产折旧费对医院单病种成本的影响最大。当间接固定资产折旧费小于 93.04 元时，949 组病例中仅有 37 组为高成本组。当间接固定资产折旧费位于 93.04 元与 101.41 元之间时，直接卫生材料成本将进一步区分不同类别成本组。具体来说，当直接卫生材料成本大于 3,213.05 时，样本组全部为高成本组。

当医院收治病例的单病种成本高于收费情况时，就会发生亏损。医疗机构要维持收支平衡，保证良好的经济运营，就必须尽可能降低成本。随着医疗技术的不断发展，新药品、新材料的应用，医疗服务成本也在不断变化，建议把直接卫生材料成本和直接药品成本等可控因素作为绩效考核指标，根据这些指标优化绩效考核方案，达到成本管控目标，提高医院运行效率及医疗质量。

6 推进改革措施：价格动态调整

一、医疗服务价格动态调整的必要性

国务院办公厅印发的《关于推动公立医院高质量发展的意见》（国办发〔2021〕18号）中提到推动公立医院高质量发展的重点任务之一是要建立"灵敏有序"的医疗服务价格动态调整机制，提高医疗服务收入（不含药品、耗材、检查、化验收入）占医疗收入的比例。

医疗服务价格动态调整机制的建立是为了解决过去医疗服务价格扭曲，基本医疗服务价格与成本不匹配，大型设备检查治疗费用过高，药品、特殊医用材料价格扭曲，医疗服务价格不能充分反映市场竞争，价格缺乏弹性的问题。国家实行怎样的医疗服务价格管理体制、如何制定与调整医疗服务价格直接关系医疗服务的成本补偿、医务人员激励机制、医疗机构运营管理和国民健康权益保障。

公立医院综合改革以来，各地开展取消加成后的价格结构调整，急需对医疗服务价格决定要素和形成机制研究，提供合理的医疗服务价格动态调整支撑。在公立医院综合改革背景下，正确认识医疗服务价格动态调整的相关利益方，分析其作用机制，寻找价格动态调整的基础、启动机制、配套措施等，建立和社会经济发展阶段相适应、与基本医疗保障制度相匹配、促进医院良性运行、保障广大人民健康权益的价格动态调整机制具有重要的现实意义。

医疗服务价格研究包括医疗服务项目价格、病种价格、DRG 价格等多维度内容，本章讨论的主要内容是病种价格动态调整相关问题。医疗机构范围界定公立医院，而非基层医疗机构。

二、医疗服务价格动态调整的基本要求

医疗服务价格调整的最终目标是：群众负担总体不增加，医疗费用不合理增长得到控制，医疗费用增长与国民经济发展相协调逐步实现；医保基金可承受，即医疗费用不超过医保可承受能力；公立医院可实现良性运行，医疗服务定价调整应能够整体覆盖医院全成本。同时，通过动态调整医疗服务价格，推动医疗技术进步，支持体现技术劳务价值，支持为人民群众提供更有价值、更高效率的医疗服务，促进医疗资源优化配置、促进医疗机构主动规范医疗行为、促进医疗行业高质量发展。

医疗服务价格动态调整要平衡好医疗事业发展需要和各方承受能力，坚持总量控制、结构调整、有升有降、逐步到位的原则，建立科学合理的医疗服务价格形成机制，做好与医保支付、医疗控费、分级诊疗等政策的相互衔接。

医疗服务价格动态调整需要理顺医疗服务比价关系，进一步优化医疗服务价格结构，充分体现医务人员技术劳务价值，建立以提升医疗技术服务价值为核心的现代医院管理制度。建立灵敏有序的医疗服务价格动态调整机制，提高技术劳务性收入占医疗收入的比例。

医疗服务价格动态调整需要逐步建立以成本和收入结构变化为基础的价格动态调整机制。综合考虑医疗服务成本变化、医院医药收入结构、医保基金承受能力以及财政投入落实情况，逐步建立以成本和收入结构变化为基础的价格动态调整机制，确保取消药品和医用耗材加成后，医疗服务价格实际补偿水平达到政策规定的补偿比例。

医疗服务价格动态调整需要实行分级管理，根据医疗机构等级、医师级别和市场需求等因素，对医疗服务制定不同价格，拉开价格差距，引导患者合理就医。医疗服务价格动态调整需要考虑调整周期、调整因素及调整模型等方面，并建立以上影响因素的动态论证方案，以此构建医疗服务价格动态调整运行机制的基础保障。

三、医疗服务价格动态调整的相关利益方

公立医院提供的医疗服务是一种准公共物品。一方面由于我国基础医疗服务的可及性较高，个人一般不会影响其他人的使用"即满足消费的非竞争性特征"；另一方面消费者在接受服务后需要自己支付一定的费用"即不符合消费的非排他性"，因此医疗服务符合准公共物品的内涵。准公共物品的定价一般采取干预定价或者价格管制，应该由政府根据成本、社会福利、消费者支付能力等制定价格。其定价原则主要包括效率原则、公平原则、补偿成本原则等。准公共物品的医疗服务价格水平是多方博弈的均衡结果，其博弈主体主要有政府（含医保）方、医院方、患者方等。医疗服务价格影响着医院的医疗行为、医保基金的支付效率、政府医疗卫生管理目标的实现，是各利益相关方发生利益冲突和利益协同的焦点和桥梁。

（一）政府（含医保）方

医疗服务市场由于信息不对称、公共产品、外部性等多种因素，导致市场失灵，为了维护公共利益，实现社会福利最大化，政府有必要采取行政许可、授权、价格、服务质量和数量等方面的强制性规制措施，并根据人民健康需求、社会经济发展情况、医疗发展情况以及医保资金状况实时调整医疗服务政策，以实现社会福利最大化的目标。

中国特色的全民医疗保障制度体系突出全民覆盖，制度体系覆盖全体社会成员，基本医疗保障制度作为整个医疗保障体系的主体，体现人人享有，以保障基本服务和基本需求为主。我国基本医疗保障制度建立以来，覆盖范围不断扩大，保障水平稳步提升，对维护人民群众健康权益、缓解因病致贫、推动医药卫生体制改革发挥了积极作用。医保部门承担着确保医保资金合理使用、安全可控，推进医疗、医保、医药"三医联动"改革，更好保障人民群众就医需求、减轻医药费用负担。同时，医保部门还承担着组织制定药品、医用耗材价格和医疗服务项目、医疗服务设施收费等政策，建立医保支付、医药服务价格合理确定和动态调整机制，推动建立市场主导的医药服务价格形成机制的重要职责。

医疗服务价格动态调整应考虑医保基金的可支撑性，确保基金的高效使

用。医疗保障基金是人民群众的"保命钱",通过织密扎牢医保基金监管的制度笼子,着力推进监管体制改革,建立健全医疗保障信用管理体系,确保医保基金的安全。在医保基金安全的基础上,还应该考虑高效使用,保障政府职能实现。医疗服务价格动态调整的实质是付费标准的变化,付费标准直接和医保基金支付挂钩。合理的支付标准可使基金在病种、项目等各类医疗服务之间的科学分配,实现医保基金高效运行。政府(含医保)方通过规制医疗服务价格形成机制,约束医疗服务定价和动态调整行为,实现社会效益的最大化。

(二)医院方

《中华人民共和国基本医疗卫生与健康促进法》明确规定:基本医疗服务主要由政府举办的医疗卫生机构(即公立医院)提供。因此,医疗机构作为医疗服务提供主体,承担着向广大人民群众提供基本医疗服务的职责。

为了承担公立医院的社会职能,公立医院的长期健康发展是关键。目前,我国公立医院补偿渠道主要为医疗收入和财政资金投入,医疗收入是补偿的主要方式。医疗收入包含医疗服务收入、药品收入和卫生材料收入。随着药品加成、耗材加成的取消,来自医疗收入的有效补偿,由原来的三部分,减少为仅依靠医疗服务收入补偿。医院高质量发展是为社会持续提供基本医疗服务的基础,而医疗服务收入是维持医院长期发展和正常运营的最主要支撑。医院运营的最大特点是:运营成本由市场决定,而医疗服务价格由政府制定和监管。随着医疗技术的进步、社会经济的发展,市场决定的运营成本不断提高,如果医疗服务价格不能以成本为基础进行动态调整,将会制约医院长期健康发展。

(三)患者方

改革开放以来,我国高度重视医疗卫生事业发展,特别是"十二五"到"十四五"期间,卫生事业发展明确了以提高人民健康水平为主要目标。以此为目标制定了《中华人民共和国基本医疗卫生与健康促进法》,并提出"健康中国 2030"规划纲要。在建设健康中国整体框架下,我国逐步建立起了中国特色的全民医疗保障制度体系,人民获得健康的条件不断改善。

随着社会经济的发展,物价水平的不断提高,市场通过调整医疗资源的价格,如医生薪酬、药耗价格影响医院运营成本。并且随着新技术的发展,更加安全有效的治疗方式价值应该得到补偿。对于患者而言，在购买医疗服务时获得的最大效用是以最低的成本得到最好的医疗服务。因此，患者可承受是在医疗服务价格制定和调整时应该考虑的基本前提，这与我国卫生事业发展的要求一致。

四、医疗服务价格动态调整的博弈平衡分析

博弈论是互动决策理论，即相关利益方的决策是相互影响的，每方在决策的时候必须将他方的决策纳入自己的决策考虑之中，从而得出自己优化策略，最终形成相对稳定的均衡结论，但也可能得不到均衡结果。按照具体应用来划分，博弈可分为静态博弈和动态博弈。静态博弈是指在博弈中，两个参与人同时选择或两人不同时选择，但后行动者并不知道先行动者采取什么样的具体行动。动态博弈是指在博弈中，两个参与人有行动的先后顺序，且后行动者能够观察到先行动者所选择的行动。一个完整的博弈应当包括五个方面的内容：第一，博弈的参加者，即博弈过程中独立决策、独立承担后果的个人和组织；第二，博弈信息，即博弈者所掌握的对选择策略有帮助的情报资料；第三，博弈方可选择的全部行为或策略的集合；第四，博弈的次序，即博弈参加者做出策略选择的先后；第五，博弈方的收益，即各博弈方做出决策选择后的所得和所失。医疗服务价格动态调整的多方博弈过程中，政府和医保方处于行动的前端，医疗机构一般在政府和医保方的政策框架下提供医疗服务，患者的行动最滞后，因此符合动态博弈的基本假设。

竞争导向定价在定价方法基础上引入了博弈分析。Levaggi 指出在医疗服务价格规制中，必须引入利益相关方的博弈，博弈可以减少竞争不足，推动规制均衡。方金明等通过建立博弈模型，分析医疗机构和医保部门在 DRG 收付费方式实施后的行为策略，结果表明医疗机构和医保部门最终的均衡为"缩减医疗、下调额度"，此均衡结果如果不加干涉，双方持续博弈，最终的 DRG 的支付标准将为一定区域内的最低收费价格。可见，如果医疗服务存在动态调整机制，在 DRGs 支付方式下，相关利益方的行为博弈会对价格产生重大影响。

医疗服务价格的形成是多方博弈的结果，尤其在目前医疗卫生体制改革进入深水区阶段。医疗服务定价调价涉及的相关利益方主要有政府部门、医保部

门、医疗机构和患者。政府和医保部门在医疗服务价格形成中的角色和职能目标基本一致，因此作为一方考虑，简化为"政府（含医保）方"。因此，医疗服务价格动态调整涉及的利益方包括：政府（含医保）、医院、患者三方。

以医疗服务定价为主线将三方的关系梳理如图6-1所示。政府（含医保）对医疗服务价格的制定有决定权，负有监督职责，坚持公益性原则，并将公益性原则的要求传递给医院，按照医院提供的支付依据，审核监督，支付医保资金；医院通过价格政策和提供医疗服务获得主要的补偿，医院可通过价格申报、备案等形式获得价格权利，接受政府和医保部门的监督；患者一方面从医院得到医疗服务，接受医疗服务价格，另一方面，患者的医疗需求是民生需求，政府和医保部门需要提供民生保障。

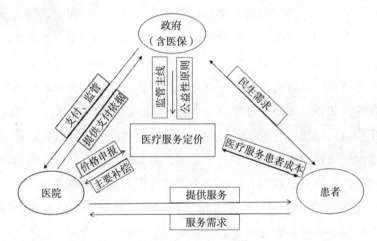

图 6-1　医疗服务定价利益相关方关系分析

模型基本假设：
- 病种定价以历史费用为基础
- 假定区域内只有两家同级别的医院
- A 医院和 B 医院，两家医院在病种 α 的治疗水平无差异；在病种 β 的治疗中，A 医院明显优于 B 医院。
- 不考虑区域间患者流动。

三方博弈：政府和医保部门利益基本一致，视为一方考虑，简称政府（含医保）方；医院作为医疗服务提供方；患者为医疗服务需求方。

各相关利益方的行动指南：政府（含医保）方先行动，医院行动滞后于政府和医保部门，患者行动滞后于医院。

（一）普通病种假设下的相关利益方行为分析

普通病种：简称病种 α，病种难度及风险系数不大，A 医院和 B 医院都开展，差异化不显著。该病种在该区域内普遍盈利，即支付标准普遍高于成本。

相关利益方行为分析：

1. 政府（含医保）方

医保部门代表部分政府职能，为了购买有价值的医疗服务，从医保总额控制的角度考虑，必然会严格核定医疗服务合理的资源消耗，通过制定支付范围、制支付标准，促使医疗机构管控不合理支出，引导患者合理消费医疗服务。但是，如果出于多种原因，比如医院成本核算未统一规范、医院未提供科学合理的成本数据等，医保部门仅依据历史费用定价。按照普通病种的假设（难度及风险系数不大，A 医院和 B 医院都开展，差异化不显著），如果支付标准高于成本，即医院获得的利益大于其付出的成本，普通病种患者获得了更多的医保基金补助，这必然会减少其他病种患者的医保基金支付能力，政府部门的社会福利最大化目标不能实现。医保部门在普通病种上多支付的医保资金可以用来购买更有价值的医疗服务，比如倾向于多投入疑难病种的诊治等，因此医保部门的最好结果也并未实现。为了实现社会福利最大化、医保基金高效实用，政府（含医保）方会倾向于不断动态调整支付标准。当普通病种的支付标准等于病种成本时，医保和政府部门才能实现自身利益最大化的目标。病种价格调整到平衡状态的速度与政府（含医保）方知晓病种成本的及时性、准确性密切相关。

2. 医院方

公立医院坚持公益性，同时还承担着自身高质量发展的重任。因此在医疗服务价格制定和调整过程中，医院的经济利益是不得不考虑的方面，即医院在医疗服务定价和调价过程中，争取院方经济利益最大化是重要目标之一。但是，如果医院不能掌握准确的成本核算方法，没有清晰的成本数据，医院不清楚哪些病种创造了收益，哪些病种亏损，则不能真正掌握病种的收益情况，很难清晰确定运营策略。反之，如果医院掌握准确的成本核算方法，获得可靠的病种成本数据，能清晰分析出盈利病种，则会加大优势病种发展，提高服务量，以获得更多的可支配收入，具体分析如下。

假定医院的总收益为$\prod$＝（P-C）*Q 其中 P-C＞0，P 为病种的支付标准，C 为 A 医院和 B 医院病种 α 成本的加权平均值，即 C=C_a*（Q_a/Q）+C_b（Q_b/Q），C_a 代表 A 医院病种 α 的成本，C_b 代表 B 医院病种 α 成本，Q_a 为 A 医院的服务人次，Q_b 为 B 医院的服务人次，Q 为该病种的总治疗人次，Q=Q_a+Q_b，但一定时期内，某病种的需求量相对稳定，因此，A 医院和 B 医院在病种 α 患者收治中存在明显的竞争关系。并且由于病种 α 属于盈利病种，风险不高，因此是医院争取增加服务的重点病种。如果两家医院形成竞争，想要胜出的医院就会改善就医条件，优化诊疗，提高就医体验来争取更多的患者。医院改善医疗技术和就医条件，会使病种成本逐步趋近支付标准，直至利润为$\prod$＝0。如 A 医院，当 P=C_a 时，为增加服务规模和提高服务质量的投入才会停止。反之，医院会在竞争中不断增加投入，以获得总边际收益最大化。

因此，当普通病种支付标准高于成本时，会使医院不断提高该类病种的诊疗水平和就医条件，最终提供"物有所值"的医疗服务。

3.患者方

若患者治疗的病种难度不大，两家医院均开展此病种诊疗，并且技术水平无明显差异，患者可在 A 医院和 B 医院之间选择。患者方策略会在就医成本和就医环境两个条件下权衡，做出最优选择。患者就医成本主要包括挂号等待时间、排床位时间等；就医环境包括病区环境，医护人员服务态度等。依据前述，为了吸引患者，医院方的策略是提高盈利病种的服务量，提高床位匹配，增加专家出诊量，重点提高就医服务体验。资源的投入使医院在该病种的成本增加，逐步调整至患者获得"物有所值"的医疗服务。对于首次就诊患者，大部分关于医院的信息通过熟人或内部人介绍、网上查阅等方式获得；而复诊患者通过自身实际体验获得。复诊患者一般选择首诊医院进行后续治疗，因此医院的竞争重点在首诊患者。

（二）疑难病种下的相关利益方行为分析

疑难病种，简称病种 β，病种难度及风险系数较大，A 医院和 B 医院均开展，但 A 医院在病种 β 的治疗技术明显优于 B 医院。在该区域内此病种普遍盈利，即病种支付标准普遍高于病种成本。

相关利益方行为分析：

1. 政府（含医保）方

大型公立医院在危急重症病种的诊治方面发挥着重要作用，同时承担着大量的科研、教学任务。政府和医保部门为了提高医保资金的使用效率，激励医院提高医疗技术，保证疑难杂症可医治。政府和医保部门应当鼓励医院开展疑难杂症诊治和研究，占优策略为不降低支付标准，给医疗机构一定的发展空间。

2. 医院方

公立医院坚持公益性，同时还承担着自身高质量发展的重任，因此在医疗服务价格制定和调整过程中，医院的经济利益是不得不考虑的方面，即医院在医疗服务定价和调价过程中，争取院方经济利益最大化是重要目标之一。由于病种难度大、风险高，可以诊治此病种的两家医院技术水平存在较大差异，因此对于技术好的 A 医院不会有竞争压力，B 医院短时间赶超的 A 医院的可能性不大。在这种情况下，B 医院在病种 β 中服务只是补充性的，在分析中可忽略。

在以上假设下，具有领导地位的 A 医院的收益为 $\prod_a = (P-c_a)*Q_a$ 其中 $P-c_a > 0$,P 为病种的支付标准，Q_a 为 A 医院可接收该病种的患者数量。此病种对于 A 医院来说是绝对的供方市场，$P-c_a > 0$ 的状态相对稳定。随着高端人才引进成本的不断提高，除非为了争取跨区域的学科领导地位，否则医院不会选择高成本引进人才。同时，由于技术优势明显，竞争不充分，医院在改善医疗服务方面动力不足，$P-c_a > 0$ 的状态相对稳定。医院的最优策略为：加大优势病种发展，提高服务量，以获得更多的可支配收入，同时在业内获得更好的声誉。

如果医院能清晰核算病种成本，精确定位经济和技术上都占优势的病种，加大优势病种发展的决策将会更快做出，能快速调整资源配置。反之，如果医院没有清晰的成本数据，不能清晰地定位盈利病种，就会难以适时调整资源匹配。

3. 患者方

当病种治疗难度大、患者可选择的医院不多时，患者的最优策略是选择医疗技术最好的医院。由于优质医疗资源的稀缺性，患者需要付出更多成本，如入院成本，挂号等待时间、排床位时间等。此时，就医环境不是最重要的选择，优质专家资源是患者做出选择的首要因素。

（三）多方博弈下病种价格动态调整

基于政府（医保）、医院、患者三方利益最大化的博弈分析发现，不同类别的病种在价格调整方面反应不同。普通病种，如病种 α（即治疗难度不大，治疗方法差异化不显著的病种），支付标准在多方博弈下会逐渐趋近于成本。疑难病种，如病种 β（即治疗难度和风险相对较高的病种），各医院的诊疗水平差异显著，支付标准和成本的趋近缺乏动力，应该充分体现优质医疗资源的价值，为医疗技术发展提供一定空间。

从政府（医保）、医院、患者三方的行动指南来看，如果医院能提供清晰可靠的病种成本数据，会促使政府（含医保）及医院较快做出资源配置的调整，支付标准向成本趋近速度加快，尤其是在普通病种方面效果明显。

以上所有结论的得出，是基于政策支持医疗服务价格动态调整。医疗服务价格动态调整政策产生一定的预期，在理性预期下，有利于推动医院提高发展质量，降低价格捆绑制约。因此，医疗服务价格动态调整政策是保障医保、医院做出资源调整选择的前提。

另外，医疗服务市场存在严重的信息不对称，市场参与者在决策时信息不足，有可能导致患者花冤枉钱、跑冤枉路，加剧医患纠纷。因此，医疗信息适当向民众公开，如医院在某病种的诊疗量、诊疗成功率、专家资源等等，帮助患者在就医时做出理性选择。

五、医疗服务价格动态调整的闭环管理

医疗服务价格动态调整需要合理补偿医疗服务成本，考虑各地区经济发展，兼顾人民群众和医保承受能力。围绕我国近些年深化医药卫生体制改革目标，以临床价值为导向，以成本为基础，以科学方法为依托，坚持"以总量范围内突出重点、有升有降"的主要原则。为促进医疗资源优化配置，促进医疗机构主动规范医疗服务行为，促进医疗行业高质量发展，积极稳妥推进医疗服务价格改革，应由政府主导建立医疗服务价格动态调整的闭环管理机制。医疗服务价格动态调整管理流程应包括启动条件设置、调价方案制定、触发实施评估、配套措施完善等方面。本研究所称医疗服务价格动态调整指病种医疗服

务价格动态调整，以此为例可推演到其他类型的医疗服务价格动态调整相关内容。

（一）启动条件设置

医疗服务价格动态调整包括医疗服务价格上调和医疗服务价格下调两方面内容。医疗服务价格下调以现行医疗服务价格存在明显不合理因素为前提，鼓励医疗机构主动对不合理的医疗服务价格申请下调。医疗服务价格上调应以医疗服务成本指标为基础，综合考虑疾病临床特征、患者人口特征、诊疗质量、临床路径等方面变动指标，以此作为医疗服务价格调整的启动条件。

1. 医疗服务成本

医疗服务定价调整应坚持"以总量范围内突出重点、有升有降"的主要原则，以合理补偿成本为基础，优先将技术劳务占比高、成本和价格严重偏离的医疗服务项目纳入调价范围。当医疗服务价格远远高于成本时，可对医疗服务价格分步调整，直至接近或等于成本为止；当医疗服务价格低于成本时，应综合考虑医疗服务价格主要影响的其他因素，主要是财政补贴力度及该医疗服务的技术难度和前沿性，再进行价格管理动态调整。依据医疗服务成本调整价格时，也应考虑薪酬制度、药品耗材集中招标采购政策调整及取消医用耗材加成政策等方面对医疗成本产生的影响。

2. 疾病临床特征

疾病临床特征主要以病种类型为主。不同的病种类型下医疗服务定价调整机制的启动情景也会随之改变，在设置医疗服务定价动态调整的具体启动条件指标值时，应按照不同的病种类型加以区分。

3. 患者人口特征

患者人口特征主要包括患者年龄、患者性别、当地医院辐射范围内的异地医保支付能力、支付标准、支付周期、政策变动等反映国家负担医疗卫生费用能力，同时直接影响医院收入水平的医保类型指标。全面比对分析本地区现行医疗服务项目与周边地区的价格水平，保持区域间价格平衡，并与经济社会发展相协调。

4. 诊疗质量

诊疗质量主要包括医院所在地、医疗机构类型、手术医生最高级别、手术护士最高级别、手术麻醉师最高级别、病房医生最高级别和病房护士最高级别。关注不同类型、不同等级医疗机构的功能定位、服务能力和运行特点，兼顾收入结构特殊的专科医疗机构和基层医疗机构。

5. 临床路径

临床路径主要包括以住院天数、手术医生数、手术护士数、手术麻醉师数、病房医生数、病房护士数、手术时间、病房医生服务时间、病房护士服务时间、有无手术等。

当多项指标同时产生变动，以本研究的多元线性回归模型、结构方程模型、CHAID 决策树模型等计量经济学统计分析方法和其他理论理顺指标之间的对比关系，决定价格调整的方向和幅度。

（二）调价方案制定

我们依据计量经济学原理，将基于临床路径按病种付费的医疗服务定价影响因素中定性和定量指标进行模型分析，同时考虑动态和静态下的不同状况。

坚持以成本为基础、以临床价值为导向的原则科学定价。成本和社会经济发展水平的变动一般都是多种因素共同作用的结果，价格调整时按照因素相关性划分等级、确定权重，根据模型计算的结果确定调整幅度，同时重新测算成本获得最终调整价格。尤其对于临床价值的确定，应进行多方面的评价定级，了解真实的临床成本水平。

医疗服务价格动态调整以成本为基础，要求选择适合医院的成本计算方法开展病种成本数据的计算。本研究采用了两种病种成本计算方法，第一种方法是基于患者收费情况计算成本，即成本数据主要以医院病例费用为基础；第二种方法是基于临床路径按照成本发生地归集病种成本的方法，进行病种实际成本核算。

在价格动态调整上，我们对影响因素进行权重赋值，有针对性地对每个地区的每一种病种进行模型构建和医疗服务定价。价格调整以成本为基础，科学合理确定调价幅度，优先调整价格明显低于或者高于成本、不能客观体现医疗技术劳务价值价格的病种。制定体现医疗技术、区域特点、经济发展水平、患者与医保承受能力等差别化价格标准。对于调价的影响程度和预计影响广度进行模拟和测算，保持调价预计增收的总金额与既定的调价空间基本吻合。协调区域间、不同类型医疗机构间、学科间的平衡，更好地满足人民群众和医疗保障服务的承受能力。

（三）触发实施评估

医疗服务价格动态调整的实施应是科学、严肃和严谨的。为保证医疗服务价格动态调整的严谨性和合理性，政府等相关部门需要全过程参与其中。首先，对动态调整的启动条件进行科学化、合理化、专业化的评估，决策地区的医疗服务项目是否适合动态调整。其次，医院要做到准确及时监控相关指标的变动，提高反应速度，由于经济具有滞后性，比较难做到对变动的立刻反应，如果指标只是在进行短期的波动，则不能轻易地启动机制。第三，不同地区、不同指标变动对应不同的调整方案。政府应平衡好调价节奏和病种选择，防止出现部分病种价格调整滞后和频繁调整的情况发生。

（四）配套措施完善

1.完善决策机制

医疗服务价格动态调整需要集体决策，机制的制定应当本着科学、严谨、全面的原则进行多方调查、论证和评估。其中，影响范围广和涉及特殊困难群体的调价项目是避免系统性风险的重要考虑内容。医疗服务价格动态调整过程主要分为前期的成本核算及数据监测、触发条件评估、专家论证等，要做好每个过程的风险评估后才能进行医疗服务价格动态调整的决策。成本核算、专家论证、触发条件评估等工作可以通过政府购买服务等方式承办或决策人员亲自参与。

2.建立健全监测评估制度

医疗保障局作为价格调整的主要管理部门应会同卫健委、财政等部门制定公立医疗机构医疗服务价格动态管理、医疗服务价格运行监测机制，制定明确的价格动态调整监测指标，采取定期上报、抽样检查等方式对本地区医疗服务价格工作的开展进行监测检查。医院作为被检查单位，应当加强物价工作的日常内控和自查工作，确保调整机制启动的合理性和实施的准确性，关注本单位医疗服务项目价格、成本等医疗服务价格动态调整的运行情况并及时汇总上报，为政府相关部门进行价格管理提供基础和依据。充分发挥患者监测机制，鼓励患者作为价格制定和执行监测群体。

3. 维护患者合法权益

医院医疗收费应以知情同意、合法合规为前提，遵循公平、合法和诚信的原则，并进行明晰公示的同时提供价格查询服务和投诉通道。医院应当主动适应医疗服务价格动态调整，加强管理，提升管理和服务水平。医院不强制服务并收费，不采取分解收费项目、重复收费、扩大收费等方式变相提高收费标准；规范医疗服务行为，控制药品耗材不合理使用，保障患者权益；提升医疗服务质量、优化医疗服务流程、改善患者就医体验。

4. 加强组织领导

医疗服务价格动态调整涉及多部门、多环节，具有复杂性，加强组织领导、落实责任、精心组织实施是关键。在具体实施方面，建立相关部门联席会议制度和调度督查制度，及时研究制定医疗服务价格动态调整的政策措施，针对可能发生的不稳定因素进行预测梳理，从外部舆论、与上级单位对接、与患者沟通、甚至赔偿标准等方面做好各项应对预案。同时根据地区内医疗服务价格动态调整的具体形势不定期更新应对预案，发现解决调整过程中的矛盾和问题，确保价格调整制度的平稳实施，社会和谐稳定。

5. 做好舆论引导

在舆论引导方面，应充分利用各主流媒体，多角度解读医疗服务价格动态调整机制的主要做法。加大宣传力度，引导医疗机构积极参与医疗服务价格动态调整，改进医疗机构价格管理方式，强化成本控制理念。引导患者对医疗服务价格调整政策全面性理解，充分认识医疗服务价格调整优化的必要性和重要意义。相关部门应适时组织宣传培训，使相关必要环节的工作人员充分理解掌握政策，在此基础上坚持正确舆论导向、传达政策内涵、合理引导群众预期。同时要密切关注舆情动态，及时妥善应对负面舆情，努力营造正确、正面的舆论氛围和稳妥有序的调价环境。

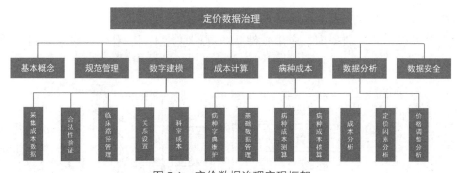

图 7-1　定价数据治理实现框架

　　按照数据治理的基本方法，引入或开发相关数据处理及分析的信息系统，实践基于临床路径按病种付费的医疗服务定价的数据治理过程，包括基本概念、规范管理、数字建模、成本计算、病种成本计算、数据分析和数据安全等几部分。其中，基本概念、规范管理和数字建模是数据治理的基础，数据安全是数据治理的物理保障，成本计算和病种成本计算是数据治理的重点。数据分析则是通过各种灵活的报表、图形实现对数据的直观展示。

一、医疗服务定价数据结构治理基本概念

（一）数据治理

DAMA 国际数据管理协会对数据治理的定义为，数据治理是对数据资产的管理活动行使权力和控制的活动集合（规划、监控和执行）。在以数据分析为特征的大数据的应用场景下，数据治理包括目标、原则、组织、制度、流程等数据管理要求，也包括数据定义、数据结构、数据标准、数据质量、数据安全等一系列在应用过程中的和数据相关的数据活动。

数据治理是伴随信息化建设的发展而产生的一种管理方式，也是通过信息化赋能业务管理能力的一种必要工具和手段。以数据元、数据表、主数据、数据模型、分析图表等方式，做数据设计和管理的基本表达方式。通过数据治理的实践过程，通过数据库、应用软件系统等信息化工具，作为实现工作目标的手段。

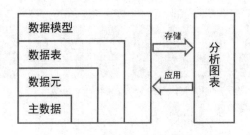

图 7-2　数据治理的基本概念

在基于临床路径按病种付费医疗服务定价的研究中，通过数据治理进行数据规范管理，建立数据模型，采集应用数据，引用软件工具，通过信息系统实现定价分析过程。

（二）明确数据元基本要素

数据元，也称为数据元素，是用一组属性描述其定义、标识、表示和允许值的数据单元，数据元是数据治理的基本单元，也是最小单元。

数据元一般由对象、特性和表示 3 部分组成。

对象：是现实世界或抽象概念中事物的集合，有清楚的边界和含义，并且特性和其行为遵循同样的规则而能够加以标识。

特性：是对象类的所有个体所共有的某种性质，是对象有别于其他成员的依据。

表示：是值域、数据类型、表示方式的组合，必要时也包括计量单位、字符集等信息。

数据元的基本属性由标识类属性、定义类属性、关系类属性、表示类属性、管理类属性构成。

标识类属性：适用于数据元标识的属性。包括中文名称、英文名称、中文全拼、内部标识符、版本、注册机构、同义名称、语境。

定义类属性：描述数据元语义方面的属性。包括定义、对象类词、特性词、应用约束。

关系类属性：描述各数据元之间相互关联和（或）数据元与模式、数据元概念、对象、实体之间关联的属性。包括分类方案、分类方案值、关系。

表示类属性：描述数据元表示方面的属性。包括表示词、数据类型、数据格式、值域、计量单位。

管理类属性：描述数据元管理与控制方面的属性。包括状态、提交机构、批准日期、备注。

涉及医院病种、临床路径、定价等方面的数据元主要涉及 ICD-9/ICD-10、病案首页、收入、成本、工作量、物资、药品、设备、人员等领域相关数据元信息。

（三）建立数据表基本结构

按照数据元的基本定义和业务的内在逻辑关系，以关系型数据表的方式将数据元素按照一定的结构进行组合，从而实现对业务数据和分析数据进行有规则的存储。关系型数据表是业务数据的物理存储和运算的基本管理方式，表结构的建立是数据治理的一项基础性工作。采集医院经济运行业务系统中的基本数据，明确语义表达和数据之间的逻辑关系，保障数据的一致性、准确性，避免数据重复冗余记录可能带来的数据不一致和冲突现象。基于临床路径按病种付费医疗服务定价涉及医疗服务项目基本信息、就诊记录、收费结算记录等数据信息，数据表内容如下。

样本病历数据表：包括患者编码、住院编码、患者姓名、年龄、诊断、入院时间、出院时间等信息。

就诊记录数据表：包括患者编码、就诊时间、诊疗项目、开单科室、执行科室、收费金额等信息。

病种定义数据表：包括病种 ID、病种名称、ICD-10 编码、ICD-9 编码、其他说明等信息。

科室成本数据表：包括成本项目、成本期间、成本科室、直接成本、管理分摊成本、医辅分摊成本、成本合计等内容。

病种成本表：包括成本项目、成本期间、成本科室、直接成本、管理分摊成本、医辅分摊成本、成本合计等内容。

（四）管理定价因素主数据

主数据（Master Data）通常是指医院内能够跨业务重复使用的高价值的核心实体数据。如疾病、科室、人员信息等。主数据有如下特点：①相对于业务类数据，较稳定，不经常变化；②存在于医院的多个同构或异构 IT 系统；③覆盖医院的业务应用与业务分析；④主数据质量对医院价值链有直接影响。

主数据通常分散于医院的各业务系统中，彼此隔离。分析病种的临床路径并进行定价，需要从医院各部门各业务系统中整合数据，集中进行数据的清洗和丰富，并且以服务的方式把统一、完整、准确、具有权威性的主数据传送给定价分析系统。

主数据识别与入库：将待识别的数据记录按照规范基准数据表模板进行整理、汇总，将各属性字段填写完整且数据元标识符唯一的数据存入基准数据库中。

主数据基本管理：主要包括对主数据的名称、值、标识代码进行查询、修改、更新、删除、查看等基本操作。

基准数据表单管理：一种是规范基准数据表单，另一种是外部基准数据表单。规范基准数据表单是本系统建立标准数据表，外部基准数据表单由外部信息系统按照本系统标准数据表模板整理而来，主要是对这两种表单的导入、编辑、导出等操作管理。

基准数据库认证管理：将外部信息系统提供基准数据库内容与本系统中

标准数据库内容进行标准匹配检测，并给出外部信息系统基准数据库的检测报告，其中包括基准数据标准符合（度）情况、认证结论以及处理意见等。

基准数据库服务管理：主要包括基准数据输入法调用、目录管理以及权限管理等内容。基准数据输入法是指将主数据标识符与名称之间建立索引，使其进行主数据查询方便快捷且标准；目录管理是指将主数据进行分门别类管理；权限管理是指为用户分配系统管理权限。

（五）建立综合数据模型

数据模型是对所有被描述对象共同特征属性的抽象描述，用于规定数据间的结构和关系，具有稳定性和通用性且独立于任何具体的信息系统。按照一定管理要求和数据分析工作目标，根据数据的客观业务逻辑，将若干具有相关性的数据元按照数据表的方式组织成一个具备相关性、有序、具备特定含义、数据间有明确关系的数据结构体，并且通过数字化的方式表达出来构成应用数据模型。

需要按照数据模型的三要素对数据模型进行描述。第一要素是数据结构表达，描述数据的类型、内容、性质以及数据间的联系等。第二要素是数据操作表述，主要描述在相应数据结构上的操作类型和操作方式。第三要素是数据约束规范，主要描述数据结构内数据间的语法、词义联系、它们之间的制约和依存关系以及数据动态变化的规则，以保证数据的正确、有效和相容。

分别引入现代管理思想和方法，引入数学统计分析模型，分析数据以及数据之间的联系，建立概念数据模型，将概念模型进行结构化处理转换，形成逻辑数据模型，成为面向特定用户和系统应用的确定性表达。最终以数据库的方式，在存储介质上结构化实体表达，并且具备数据存储、添加、修改、调用输出的能力，成为业务数据的实际载体，构成物理数据模型。在大数据的应用场景下，按照特定的方法，对数据进行再加工和分析应用，建立分析数据模型，是发挥数据应用价值的一种方法和手段。

基于临床路径按病种付费医疗服务定价的数据模型包含临床信息、病种信息和医疗服务定价信息等数据域，该模型的作用是为不同病种的临床路径和相应费用进行业务活动记录，建立一个标准化的数据表达模式和信息分类框架，实现基于临床路径按病种付费医疗服务定价的结构化表达和数据元的科学归档，方便信息利用者和价格制定者的快速理解和共享。

（六）分析图表展示数据成果

分析图表是数据分析应用成果的主要展现方式。图表的数据一般来源于经过清洗整理过的原始数据、运算加工数据等，经过不同方式计算处理过的数据，并且保存于物理数据模型之中。根据应用目标的需要，建立数据分析模型，利用报表工具，按照基本固定的需求和格式来组织，形成数据分析成果，并且以表格、各种类型分析图的方式进行展示和输出，体现数据分析结果。数据展现方式是在传统纸介报表固定的二维报表格式的基础上，可以是交叉表，二维图形、三维图形、饼图、柱图、折线图、雷达图等多种方式，也可以是图表混合模式。可以将多套图表按照一定的应用关系进行组合，实现数据联查，数据挖掘应用。

图表引擎是实现数据图表展现的重要工具。编辑更新图表模板，定义图表风格和样式，连接图表的数据源，包括本地数据库数据源、远程数据源。对于转存不到数据库的数据可通过远程数据源，远程数据源对图表引擎的扩展性要求较高，用代码实现数据汇集计算供报表引擎处理。图表引擎可以实现在线预览打印、批量打印、图文结合打印，兼容常见浏览器，支持 PDF、EXCEL、Word 等导出。

报表管理工具是实现图表的一个重要数据基础展现方式，是数据输出和应用的基本工具。可以根据管理需要，设置相关报表数据的取数周期，满足数据分析和对外报告需要。对设置好的报表设置取数公式，公式设置好后，对报表设置报表任务，一个任务可以设置相同取数周期的多张报表，也可以通过权限管理，设置由哪些单位可以使用当前报表功能。以报表为底层基础，通过多样化、丰富的图形方式展现，最终体现数据应用的成果。

基于临床路径按病种付费医疗服务定价相关图表包括如下内容。

临床路径分析图表：面向临床路径专题归集和组织数据图表，包括患者临床路径表、病种临床路径表、临床路径发生地成本表等；

病种专题图表：面向病种专题归集和组织数据报表，包括病种分析、医疗质量分析、评估分析和病人满意度分析等；

定价因素图表：面向病种专题归集和组织数据报表，包括病种定价因素表，影响程度分析表等。

二、定价因素数据规范管理

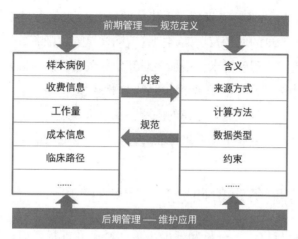

图 7-3　数据规范管理

数据治理的一项重要内容是建立医院成本相关数据规范，按照统一的标准要求，采集医院提供的样本病历相关信息，包括样本病历信息、收费信息、科室成本信息、科室工作量信息等。规范数据采集和数据分析的源数据，明确数据含义、来源方式、计算方法、数据类型及约束，根据数据的含义及逻辑关系赋予数据在处理过程中的上下文计算关系。以数据表的方式将数据元进行分类并按照对象关系整理，作为数据处理的基本方式，提供用于满足合规性的审计跟踪。同一数据元素，在不同的应用场景中，应该表达相同的内容，实现数据同源管理。

数据规范涉及数据的前期管理，经过医院多年的信息化建设，大部分医院运营管理相关数据可以从医院管理信息系统（HIS）和医院运营管理系统（HRP）中获得。以病种为管理单元，进行卫生资源消耗的分析过程中，对医院运营管理数据提出了更高的要求，传统管理模式下医院数据也面临如下问题：各家医院按照本医院的内部管理需求进行维护和记录，造成数据信息不规范、不完善，质量参差不齐的现象还存在，需要按照统一的规范采集样本医院数据，从源头规范样本医院提供的数据质量。对此所采取的数据规范思路是：

确定核算病种定义，明确与病种相关的原始数据结构框架，包括 ICD-9 编码、ICD-10 编码、样本患者信息、病历信息、收费信息、科室信息、工作量信息、人员工作量信息，科室成本信息等，采用统一的报表格式，提供统一的数据含义内容。

分析数据的后期维护与管理。采集、验证和导入信息是数据治理工作的重要任务，数据信息的使用及后期维护管理同样重要。随着数据分析工作的深入，对数据的精细化程度需求会增加，对其他相关价格影响因素也会有新的发现。在数据应用的进程中，数据维护是一个相当复杂的工作，质与量如何均衡，是每一个管理者应该深入考虑的问题。从长远角度和全局出发，精心做好数据库管理框架，成为数据规范化管理的第一步，也是最重要的一步。

三、医疗服务定价研究数字模型搭建

数据建模是数据展示分析和辅助决策的基础和前提。通过对医疗服务定价的相关因素进行建模分析，实现样本病种在临床业务和卫生资源消耗过程中的多种场景、多种数据的集中展现和分析，梳理临床诊疗数据、成本数据、收入数据、工作量数据等数据之间的内在逻辑关系。对医疗服务定价因素和定价目标，对现有各种信息数据的更深层次综合应用，更大程度地进行数据挖掘应用，体现数据的应用价值。例如针对患者诊断及特征信息、诊疗临床路径、病种收入构成、质量影响因素、诊疗成本构成、工作量因素、科室绩效目标等不同方面构建分析型数据模型，作为相关性分析、回归性分析等统计分析的重要数据基础，辅助管理者决策。

在搭建医疗服务定价数据模型的过程中，需要遵循一些基本原则，明确如下需要注意的一些问题。

（1）技术框架选取：选择主流、稳定、高性能的技术框架，能够进行分区存储数据，保障大数据量分类分布式存储和应用。系统缓存处理能力和分布式计算框架，面向多样本医院的多类数据进行分布式计算和统一计算。支持内存计算，保障大数据量的计算效率，实现高性能数据计算。

（2）数据可视化：在数据模型的搭建、数据采集、数据计算的过程中实现可视化，关注数据的状态和计算过程，保障数据准确、可溯源。数据分析成果

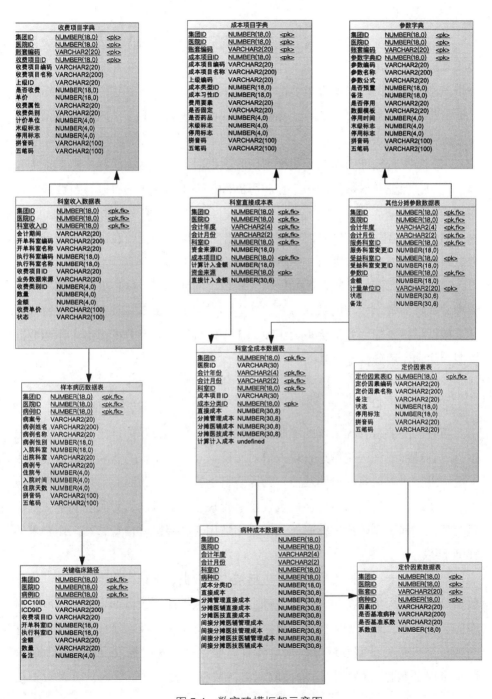

图 7-4 数字建模框架示意图

也需要丰富的可视化能力，以报表、图形、溯源分析、灵活查询等多种方式体现数据分析结果。

（3）算法模型搭建和部署：能够对数据分组、计算时序、数据关联等数据关系和运算关系进行明确表达。作为建立统计分析模型、医疗服务定价相关性分析模型，线性回归模型等重要的数字技术基础。并且对算法应用场景提供低代码封装，完成数据接入和算法参数配置即可实现算法应用，同一算法可以面向多病种场景应用。

（4）数据传输能力：在采集样本医院数据时，通过数据缓存、断点续传和错误通知，保证获取数据的稳定性和可靠性，采用加密传输机制，对数据的传输进行加密。

（5）设计区与运行区隔离机制：所有作业的修订和更改在设计区完成调试和试运行后，通过发布机制，发布到稳定的运行环境。

（6）数据库载体：选取高性能、成熟稳定的数据库，以数据库表和数据元管理方式作为数字建模的基本方式。建立临床路径、成本核算基础数字管理及计算数据模型，建立指标管理数字模型用于定价关键要素分析模型，作为数据资源存储和使用分析重要基础。

（一）采集样本医院数据

随着医院信息管理工作的不断发展和电子计算机技术的广泛应用，各级卫生行政管理部门和医院信息管理人员对医院信息管理工作的要求愈来愈高。为了更好发挥医院信息的整体功能，为医院科学管理服务，医院信息管理人员应以信息系统工程理论为指导，以现代信息管理技术为方法，对医院病案统计信息管理模式和工作职能进行研究，研制出适用于各级医院信息管理工作要求的管理系统。

数据采集支持不同类型数据，包括结构化数据、半结构化数据、非结构化数据等。数据采集来源包含本地文件、关系型数据库、大数据仓库、图库、时序库、内存库、第三方数据等。数据更新方式支持全量及增量接入。支持文件的增量接入，关系型数据库根据事务日志变化进行实时抽取，以及其他包含增量字段的数据表的数据增量抽取。支持数据库表的批量接入，流式数据接入等。

1. 病案数据

临床路径和病种分组的基础数据。病案数据是成本核算模块的业务数据之一，主要用于计算病组成本和基于病案信息进行分析。病案数据主要从病案系统中获取，获取方式为 EXCEL 或外部接口，结合医院实际情况和后期发展，需要讨论数据的提供方式和数据内容，主要包括以下数据。

患者基本信息：包括人口学信息、社会经济学信息、亲属（联系人）信息、社会保障信息和个体生物学标识等；

基本健康信息：包括现病史、既往病史（如疾病史、手术史、输血史、用药史）、免疫史、过敏史、月经史、生育史、家族史、职业病史、残疾情况等；

卫生事件摘要：指患者在医疗机构历次就诊所发生的医疗服务活动（卫生事件）摘要信息，包括卫生事件名称、类别、时间、地点、结局等信息；

住院病案首页：分为住院病案首页和中医住院病案首页；

住院志：包括入院记录、24 小时内入出院记录、24 小时内入院死亡记录等；

住院病程记录：包括首次病程记录、日常病程记录、上级查房记录、疑难病例讨论、交接班记录、转科记录、阶段小结、抢救记录、会诊记录、术前小结、术前讨论、术后首次病程记录、出院小结、死亡记录、死亡病例讨论记录等；

住院医嘱：分为长期医嘱和临时医嘱；

住院护理记录：包括护理操作记录和护理评估与计划两部分。护理操作记录，住院与门诊相同；护理评估与计划包括入院评估记录、护理计划、出院评估及指导记录、一次性卫生耗材使用记录等。

2. 成本数据

成本数据是病种价格再造的重要依据之一，采集计算医院的卫生资源消耗数据，作为诊疗成本进行科室成本核算和病种成本核算，为病种依据成本定价提供依据。成本数据按照科室编码、科室名称、成本项目编码、成本项目名称记录。主要从 HRP 获取，获取方式为 EXCEL 或外部接口，结合医院实际情况和后期发展，需要讨论数据的提供方式和数据内容。

3. 收入数据

收入数据是进行病种成本核算和医疗服务价格测算的依据数据之一，主要用于计算科室成本费用率，进行收入、成本、收支结余分析等。收入数据按照科室编码、科室名称、收入项目编码、收入项目名称记录，主要从 HIS 获取，获取方式为 EXCEL 或外部接口，结合医院实际情况和后期发展，需要讨论收入数据的提供方式和数据内容。

获取医院样本病历相关信息，通过数据录入、表格导入或者系统间接口的方式，导入软件操作系统。采集相关病历的诊疗信息、收费信息，医护技等临床工作人员的工作信息，药品耗材的使用信息，房屋设备等使用信息，进行患者诊疗成本测算和核算，按照成本分类和直接成本、间接成本特性，测算病种成本。

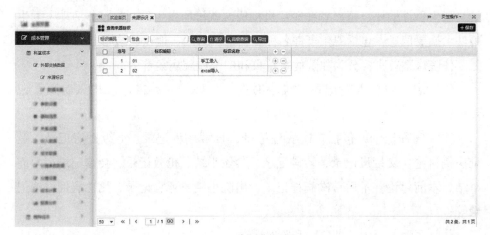

图 7-5　采集数据来源

（二）数据合法性验证

按照数据定义规范，验证采集数据的合法性，通过软件系统，进行自动检测并提示。对于不满足要求的数据，系统自动给予提示，需要通过数据采集或者数据处理，成为满足核算和分析规范的数据。合法性验证后，系统提供通过、预警、不通过 3 类提示，数据完全符合规范要求，即"验证通过"；有些数据可能存在问题，但不影响使用，提示"如下数据可能存在问题，是否需要调整？"；存在确切关键问题，会直接影响处理结果，提示"验证不通过，请尽快修正如下问题"。

从数据完整性、数据一致性、数据合规性、数据合理性、数据及时性等方面对数据进行合法性验证。

（1）数据完整性：没有按要求提供完整数据，包括缺少病历数据、收入数据、成本数据等数据表；数据表中缺少数据内容，比如缺少设备成本、工作量等。

（2）数据一致性：检查数据表间的数据一致性，例如提供了样本病历，但是没有提供样本病历的收入数据；开单科室收入之和不等于执行科室收入之和，科室成本之和不等于全院支出费用等。

（3）数据合规性：提供数据不符合数据管理和分析要求，比如：年龄范围小于零或大于 120 岁、费用金额负数、ICD10 编码不正确或者不符合本次核算级次等。

（4）数据合理性：对于采集到的数据可能存在的不合理现象，例如：收入数据极小，明显偏离其他同类型的病历收入；某专业科室核心人均样本病历极少等。

（5）数据及时性：及时提供成本核算数据，保障及时进行分析核算，对于没有按期提供数据单位，系统及时提示，相关人员进行催办。

初期采用人工分析的方式，发现数据可能经常存在问题，一方面将常见问题嵌入软件系统，实现数据验证要素，实现自动提示验证；另一方面促进样本数据提供医院改善管理系统，提高数据准确规范性。

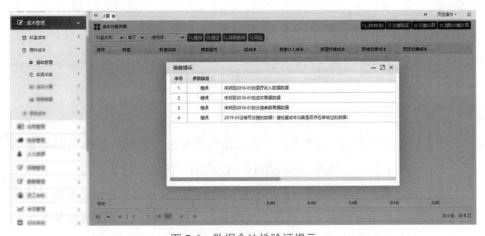

图 7-6　数据合法性验证提示

（三）管理经济基础数据

1. 收入数据

对医院收入数据进行结构化存储的使用管理，保障收入数据准确性、可用性。收入数据包括医疗收入数据、财政科教收入数据、其他收入数据和收入总账数据，数据可通过外部系统（HIS）、EXCEL模板或接口形式导入。以医疗收入数据为例，包括收费项目数据和收费类别数据两类。例如，收费项目数据包括会计期间、开单院区、开单科室、收费项目、收费类别、执行院区、执行科室、数量、收费单价、金额、状态、收入类型等数据。收费类别数据包括会计期间、开单院区、开单科室、收费类别、执行院区、执行科室、数量、总金额、收入类型、跟踪等数据。通过对准确、精细的收入数据研究，不仅有利于研究按病种付费策略，也有利于优化收入结构。

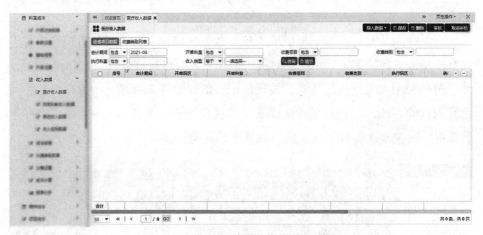

图 7-7　医疗收入数据（收费项目数据）

2. 成本数据

为配合新时期医院管理需要，基于成本数据实现病种价格再造具有更客观、更合理的意义，对成本数据的管理和使用应关注以下几个方面。

（1）确定适合全成本核算的理论方法和合理的成本分摊方法，形成以成本核算为数据处理中心的业务管理模式，加强与医院其他信息系统的数据整合。

（2）通过以成本核算为核心的成本管理，进行成本控制和成本分析的可视化展示。分析成本管理问题，显示成本构成要素变化对医院经济活动的影响，进一步挖掘出医疗支出、药品支出、管理费用中出现的问题。

（3）指导科室改善管理，帮助科室找到成本控制方向和盈亏平衡点。优化医院资源配置，使临床路径更加规范。

因此，在系统中成本的分类包括人力成本、物资成本、药品成本、资产成本、风险基金和其他成本等。成本数据有两大类来源：①内部总账系统：总账相关明细科目本期借方发生额；②外部系统：支持 EXCEL 模板导入或接口形式。以资产成本为例，系统记录会计期间、科室名称、资产卡片编码、资产字典名称、资产类别名称、原值、累计折旧和月折旧额等数据，并记录详细的资金来源。通过对成本相关信息的准确记录，成为精细化成本管控的基础。

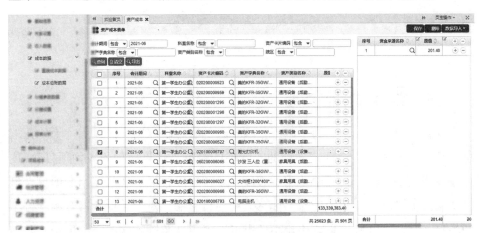

图 7-8　资产成本数据

（四）设置数据间关系

数据间关系设置包括会计科目关系、科室关系、工资项目关系、物资分类关系、药品分类关系、资产分类关系、职称与专业技术关系等，将每一类成本项目与具体的科室、人员、物资、药品等相结合，细化成本项目。在工资项目关系中，记录成本项目编码及对应名称、人员类别编码及对应名称和工资项目名称等数据。可按成本项目名称、人员类别名称和工资项目名称等进行条件查询。支持数据导入，减少手动添加工作量。在物资分类中，记录成本项目编码及对应名称、物资分类编码及对应名称和支出性质等数据。

通过对数据关系的设置，建立起基础数据间的关系，有利于保证数据的一致性、完整性，方便后期对成本数据的分类查询。

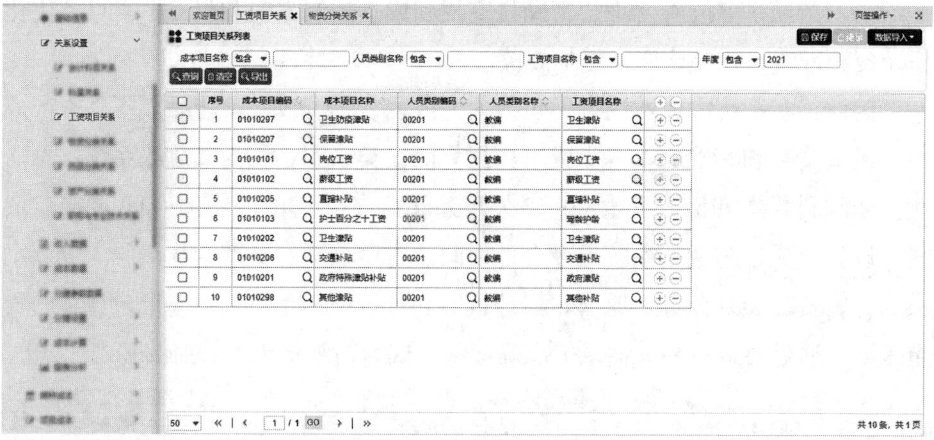

图 7-9　工资项目关系

（五）实现临床路径管理

以患者收费项目信息为基础，整理患者的实际临床路径，以病种为单元汇总本病种样本病历，得到本病种的实际临床路径。计算病种的人均项目数量，关注在当前病种诊疗过程中使用的频度，对于频度较低、偶尔使用的项目，可以从病种关键临床路径中剔除。计算人均项目金额，对于人均项目金额比较小的项目，其对病种成本影响比较小，也可以考虑从关键临床路径中剔除。明确每个核算病种的关键临床路径发生地，以科室为单元，核算临床路径发生地的科室成本，在科室成本基础上核算科室的病种成本。

1.患者临床路径

在医院信息化系统中，可按照时间排序检索患者的诊疗收费信息，根据时间的先后顺序确定患者的临床路径。为纳入符合试验标准的患者，可进一步按照患者就诊科室、疾病诊断和患者基本信息等条件进行筛选。为了实现数据脱敏，可屏蔽患者就诊住院号、病历号等信息，使用分析系统自动生成病历内码作为病历的唯一标识编码，在分析系统使用。

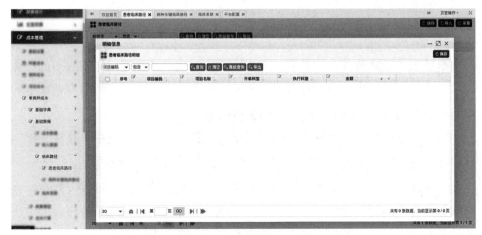

图 7-10　患者临床路径

2. 病种关键临床路径

按照病种定义，汇集统计样本病历患者的临床过程，以诊疗项目作为关键结点数据描述，表达构成病种诊疗过程的临床路径，去除发生率低的不常见诊疗过程，从而得到关键临床路径。按照开单科室、执行科室，分别计算人均项目次数、人均项目金额。人均项目次数很小的项目，表示诊疗过程中非必备项目或者不常见项目，人均项目金额很小的项目对病种成本影响度也较小。按照离散管理原理，去掉对病种成本影响小的因素，得到病种关键临床路径。

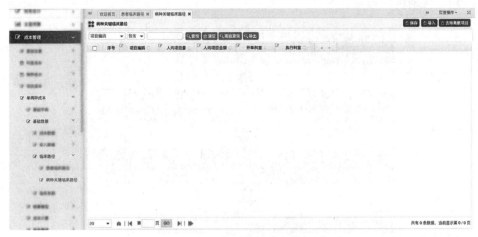

图 7-11　病种关键临床路径

（六）科室成本计算

科室成本是病种成本的基础，首先需要通过成本计算完成科室成本的核算过程。深化医院管理，全面提升管理水平，保障科室成本核算的数据精准度和定价参照可用度，科室成本核算目标包括以下几个方面。

（1）建立医院全成本核算制度：确定成本核算对象，规范成本核算基础工作，建立健全财务出入库管理制度，加强与医院其他信息系统的数据整合。

（2）建立适宜的全成本核算理论和合理的成本分摊方法：形成以成本核算为数据处理中心的业务管理模式。通过以成本核算为核心的成本管理，加强成本控制和成本分析，增强全体人员的成本节约意识，控制成本。

（3）优化医院资源配置：使医院的业务流程更加规范，使财务管理上升到经济管理的高度，深入到医院管理的各个方面、各个层次。成本核算要以改善和提高医院综合运营管理效率为目的，不能以奖金分配核算为目的。

（4）辅助医院精细化管理：分析成本管理问题，进一步挖掘出医疗支出、药品支出、管理费用中出现的问题。指导科室改善管理，帮助科室找到成本控制方向和盈亏平衡点，指导科室改善经营，提高管理效率。帮助医院控制成本，在成本核算的基础上，通过成本控制等手段，有效地降低医疗成本和医药费用，提高医院的竞争力。

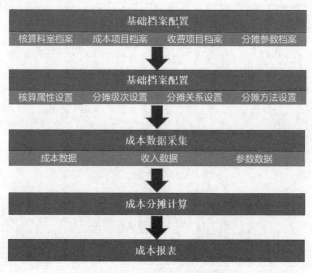

图 7-12　科室成本核算路径

1. 基础信息

（1）核算科室：临床科室是直接为患者提供医疗服务项目的地方，是临床路径的费用发生地。分析临床路径各节点的医疗成本，也就是对各科室成本进行归集的过程。根据分摊级别，科室分为4类，包括临床服务类、医疗技术类、医疗辅助类和行政后勤类。

为充分反映各科室的成本情况及与其他科室的关系，系统记录各科室的编码、名称、该科室的上级科室、核算属性、门诊/住院、是否参与分摊、是否末级、是否项目核算、是否停用及停用时间。

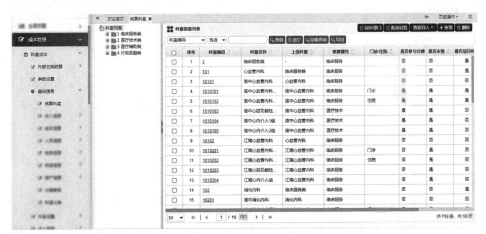

图 7-13　核算科室数据

（2）成本分摊基本思路包括以下三级。

一级分摊是将行政后勤科室的全成本按照"科室人员数"或其他动因分摊给医疗辅助类、医疗技术类和临床服务类科室；

二级分摊是将医疗辅助类科室的全成本（科室直接成本＋行政后勤分摊），按照设定好的分摊方法（如服务量等）分摊给医疗技术类科室和临床服务类科室；

三级分摊是将医疗技术类科室的全成本（科室直接成本＋行政后勤分摊＋医疗辅助分摊），按照"收支配比"原则分摊给临床服务类科室；

临床服务类科室为收益科室，接受所有为它服务的科室成本，作为临床服务类全成本。

2.收入信息

收入信息包含收入项目和收费项目两部分。

收入项目是对具体医疗活动收费项目的大类规定，是开展收入统计分析的基础。系统记录收入项目编码及对应名称、收入类型、收入属性和是否停用等数据。其中，收入类型包括挂号收入、检查收入、化验收入、治疗收入、手术收入、卫生材料收入、药品收入、其他门急诊收入、床位收入、护理收入、其他住院收入等。可针对医院具体情况进行个性化设置。

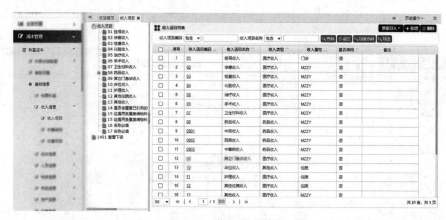

图 7-14　收入项目数据

收费项目是具体医疗服务项目的收费基本单元，用于记录和核算科室的各项收入，是核算临床路径费用的基础之一。为反映收费项目的全貌，系统详细记录收费项目编码及对应名称、收费类别、收费属性、收费单价、计价单位、是否项目核算、是否停用等信息，可针对医院具体情况进行个性化设置。

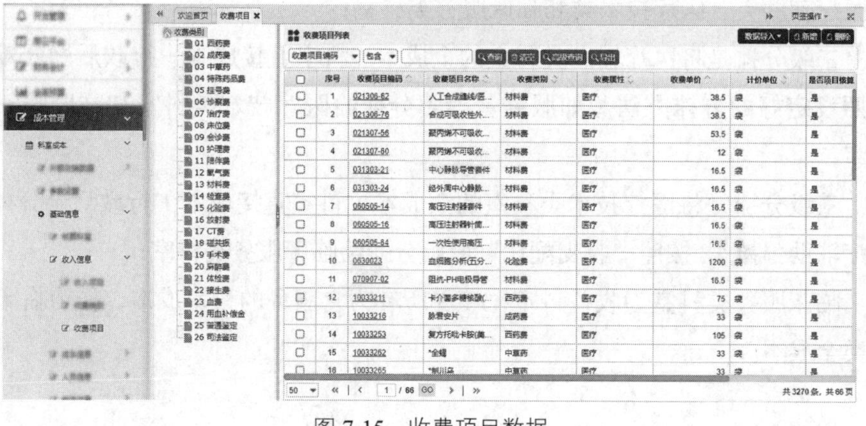

图 7-15　收费项目数据

3. 成本信息

成本信息包含成本分类和成本项目两部分。

成本分类的规则按照成本制度管理办法规定的项目分类进行设置，主要分为人员经费、卫生材料费、药品费、固定资产、无形资产、医疗风险基金提取和其他未分类成本等。为更加细化地反映医院开展医疗服务活动发生的成本及成本之间的关系，系统主要记录成本分类编码及对应名称、上级分类、是否停用、是否末级等数据，也可针对医院具体情况进行个性化设置。

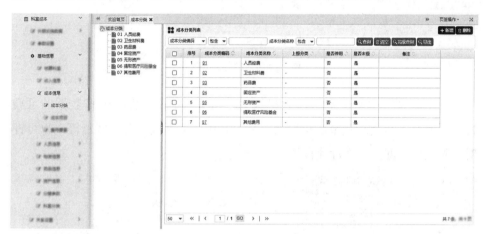

图 7-16　成本分类数据

成本项目则是在成本分类下的具体医疗服务项目，通过设置数据依赖关系建立起单个项目与成本分类的关系，既有利于保证成本项目数据的完整性，也有利于在进行成本数据分析时提供多分析维度的查询。为全面反映成本项目的构成信息，系统记录成本项目编码及对应名称、所属分类、是否固定、是否控制、是否药品、是否末级等数据，也可针对医院具体情况进行个性化设置。可按成本分类编码和成本分类名称进行条件查询。

4. 人员信息

人员信息包含工资项目和人员类别两部分。

工资项目是按病种付费医疗服务定价中人力成本的直接数据来源。系统记录薪资的项目名称、项目分类、增减属性等数据，也可针对医院具体情况进行个性化设置。

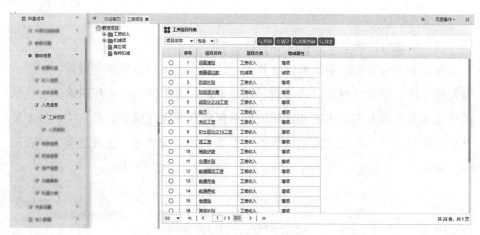

图 7-17　工资项目信息

人员类别数据与工资项目数据相关联，从而更好地保证工资数据的可靠性。系统将人员类别规范为全职博士后、在编、非在编、劳务派遣等，也可针对医院具体情况进行个性化设置。

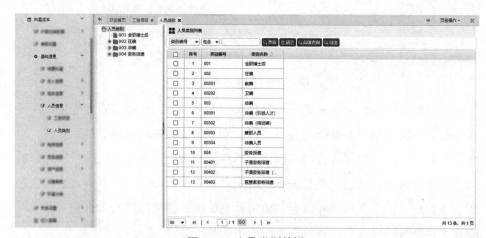

图 7-18　人员类别数据

5. 物资信息

物资字典是对全院物资信息的详细记录，是按病种付费医疗服务定价中物资成本的直接数据来源。字典记录物资编码及对应名称、物资分类、规格、型号和是否收费等数据。物资字典按物资分类归类，分别是医疗耗材、非医疗耗材、固定资产和低值耐用品字典，也可针对医院具体情况进行个性化设置。

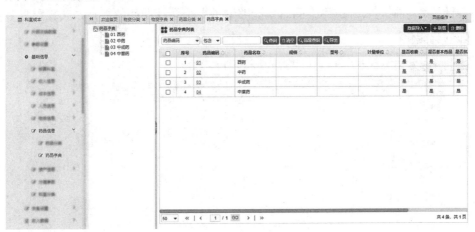

图 7-19　物资字典数据

6. 药品信息

药品信息主要通过药品字典来记录。通过既定的药品分类、规格、型号、计量单位等规则对药品数据进行规范，药品字典保证了药品信息的完整性和一致性。比如，药品分类只能填入西药、中药、中成药和中草药四种。通过药品字典，全院药品信息被规范化地详细记录，是按病种付费医疗服务定价中药品成本的直接数据来源。

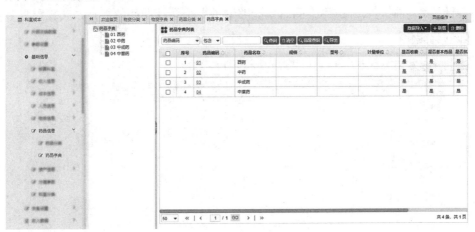

图 7-20　药品字典数据

7. 资产信息

资产信息主要通过资产字典来记录。资产字典记录了资产字典编码及对应名称、规格、型号、上级资产字典、所属资产类别、所属设备类别等数据。通过资产字典，全院资产信息被规范化地详细记录，是按病种付费医疗服务定价中资产成本的直接数据来源。

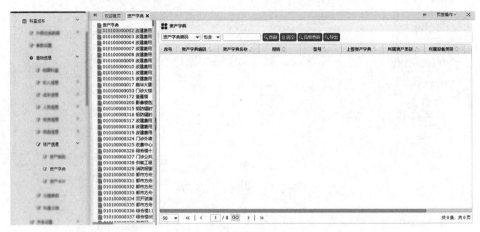

图 7-21　资产字典数据

8. 分摊参数

定义好科室分摊参数后便能在后续计算时引用，支持科室的定向和非定向分摊，有利于灵活、合理地分摊成本数据。根据受益原则可以定向设置科室分摊关系，能够满足成本核算中"受益原则""配比原则""权责发生制原则"等会计核算原则的实际应用，同时也能够继承上个会计期间的数据，实现财务管理的智能化。

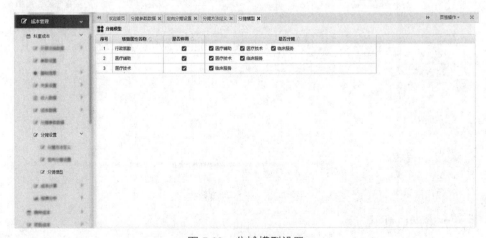

图 7-22　分摊模型设置

9.科室全成本

成本计算将成本自动分摊，实现全成本核算数据的产出。成本项目能够归集分摊核算到最小核算单元和最末级的明细项目上，全成本归集与分摊后，实现成本核算与会计核算的结果保持一致。能够反映（各科室门诊、住院）成本的构成情况，并按成本项目明细列示，揭示各项目对各科室医疗成本的影响程度以及控制成本的目标，指导科室解决成本中的问题。

成本计算包括科室成本计算、计算对数表和成本分摊明细3个模块。需要先录入成本数据、参数单据、分摊关系和分摊方法，计算当期的科室成本数据。计算前需要校验，主要包括：是否有未确认的收入数据、成本数据和参数单据；当期涉及需要进行成本分摊的科室是否有分摊关系和分摊方法；分摊参数单据数据中科室是否包含在分摊关系中。校验无误后进行计算，提示进度条。计算后本期的收入数据、成本数据、参数单据数据不允许修改。

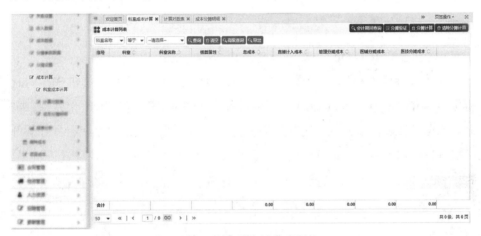

图 7-23 科室成本计算页展示

四、病种成本核算实现

单病种成本核算是以病种为核算对象，按一定流程和方法归集相关费用计算病种成本的过程。通过核算病种成本并进行成本分摊，计算各项病种服务的实际消耗和支出，有助于寻找医疗资源和医疗服务流程优化的途径，找到内部费用的控制点；同时也有助于合理制定收费价格，合理安排财政对医院的补偿，使医疗卫生资源的消耗得到应有补偿，实现医疗业务的良性运转。

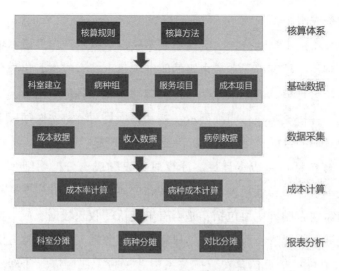

图 7-24　病种成本核算路径

（一）基础字典

1.ICD–9 和 ICD–10

对于病种成本核算，需遵照 ICD-9 和 ICD-10 等国际疾病分类编码，同时也需要系统支持医院根据临床实际使用和成本核算需要进行本地化处理。未来，当医院跟随国家标准与国际趋势更新 ICD 版本时，也需要系统有良好的可拓展性，在保证数据完整性的同时达到无缝衔接。

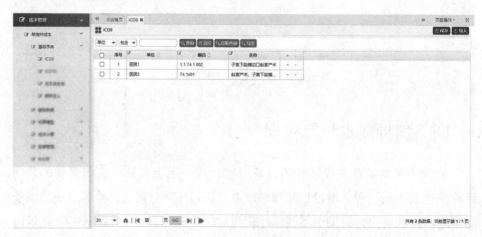

图 7-25　ICD-9 数据

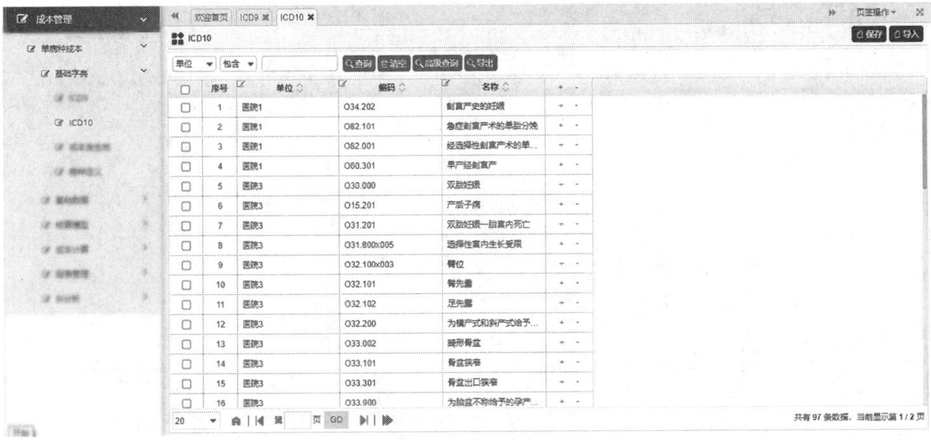

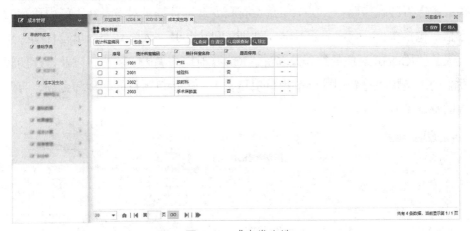

图 7-26　ICD-10 数据

2. 成本发生地

成本发生地是基于医院业务性质及自身管理特点而划分的成本核算基础单位。在单病种成本核算中，以各个临床科室作为成本发生地的核算单元进行第一步成本核算。需要对各科室的编码及名称进行规范，建立病种和科室的诊疗过程对应关系。每个核算单元应能单独计量所有收入、归集各项费用及收入。可按统计科室编码进行条件查询。支持数据导入，减少手动添加工作量。

图 7-27　成本发生地

3. 病种定义

病种分类包括相应的 ICD 条目和手术标准。一个病种可包括多个 ICD 疾病和多个手术编码（也可以不包括手术编码），但只以患者的主诊断和主手术进行归类。

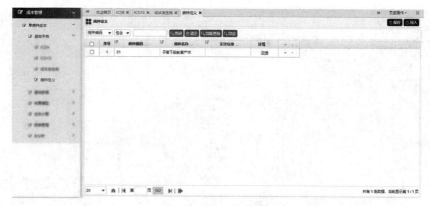

图 7-28　病种定义数据

（二）基础数据

单病种成本核算的基础数据主要分为两大类：成本数据和收入数据。成本数据包括病案数据、人力成本、设备成本、物资成本和成本归集；收入数据主要指收费项目的收入。

1. 病案数据

病案数据是对患者就诊信息的记录，反映的是患者接受诊疗的临床过程，构成了患者的临床路径。类似于病案首页，病案数据是对患者在医院内诊疗的概括，包括单位、病案号、姓名、性别、出生年月、入院日期、出院日期、住院天数、ICD-10 对应的编码及名称、ICD-9 对应的编码及名称，以及诊疗期间发生的总费用。总费用可分解为单项目费用，包括单项目的名称和金额，与医院的基础字典一致。

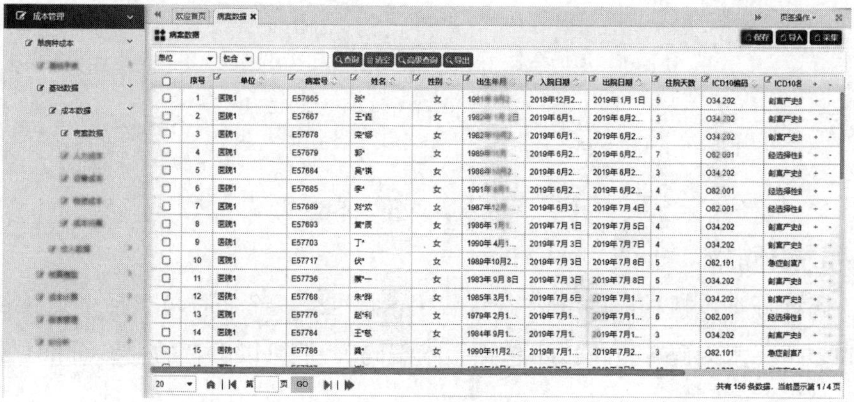

图 7-29　病案数据

2. 人力成本

人力成本是按病种付费医疗服务定价中的重要成本构成。在医院管理实务中，通常以月为单位，对科室人员发生成本金额进行汇总。系统主要记录会计期间、科室编码及对应名称、职员编码及对应姓名、人员类别编码及对应名称、技术职务编码及对应名称以及发生的费用总额。

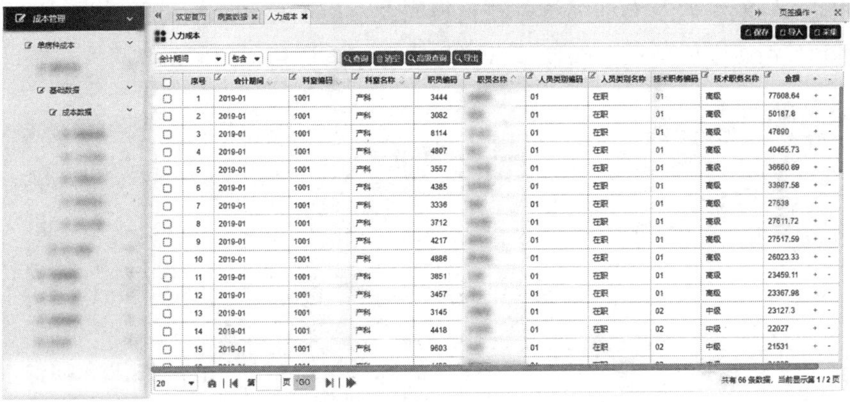

序号	会计期间	科室编码	科室名称	职员编码	职员名称	人员类别编码	人员类别名称	技术职务编码	技术职务名称	金额
1	2019-01	1001	产科	3444		01	在职	01	高级	77608.64
2	2019-01	1001	产科	3082		01	在职	01	高级	50187.8
3	2019-01	1001	产科	8114		01	在职	01	高级	47890
4	2019-01	1001	产科	4807		01	在职	01	高级	40455.73
5	2019-01	1001	产科	3557		01	在职	01	高级	36660.89
6	2019-01	1001	产科	4385		01	在职	01	高级	33987.58
7	2019-01	1001	产科	3336		01	在职	01	高级	27638
8	2019-01	1001	产科	3712		01	在职	01	高级	27611.72
9	2019-01	1001	产科	4217		01	在职	01	高级	27517.59
10	2019-01	1001	产科	4886		01	在职	01	高级	26023.33
11	2019-01	1001	产科	3851		01	在职	01	高级	23459.11
12	2019-01	1001	产科	3457		01	在职	01	高级	23367.98
13	2019-01	1001	产科	3145		01	在职	02	中级	23127.3
14	2019-01	1001	产科	4418		01	在职	02	中级	22027
15	2019-01	1001	产科	9603		01	在职	02	中级	21531

图 7-30 人力成本数据

3. 设备成本

医疗专用设备是医院的固定资产之一，反映了医院的整体医疗技术水平，也是按病种付费医疗服务定价中的重要成本构成。但由于其通常投资数额大，影响医院的经济效益和财务状况，需要对每一个会计期间折旧和残值进行统计。设备成本数据包括相应的会计期间、科室编码及对应名称、资产卡片编码、资产字典编码及对应名称、资产类别编码及对应名称、资产原值和月折旧额。

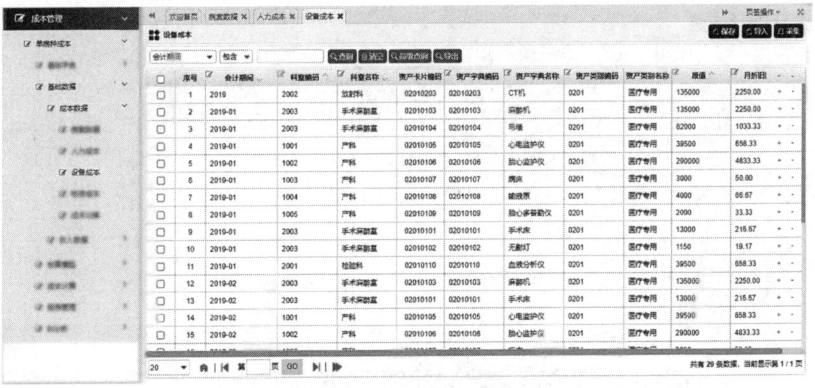

序号	会计期间	科室编码	科室名称	资产卡片编码	资产字典编码	资产字典名称	资产类别编码	资产类别名称	原值	月折旧
1	2019	2002	放射科	02010203	02010203	CT机	0201	医疗专用	135000	2250.00
2	2019-01	2003	手术麻醉室	02010103	02010103	麻醉机	0201	医疗专用	135000	2250.00
3	2019-01	2003	手术麻醉室	02010104	02010104	吊塔	0201	医疗专用	62000	1033.33
4	2019-01	1001	产科	02010105	02010105	心电监护仪	0201	医疗专用	39500	658.33
5	2019-01	1002	产科	02010106	02010106	胎心监护仪	0201	医疗专用	290000	4833.33
6	2019-01	1003	产科	02010107	02010107	病床	0201	医疗专用	3000	50.00
7	2019-01	1004	产科	02010108	02010108	输液泵	0201	医疗专用	4000	66.67
8	2019-01	1005	产科	02010109	02010109	胎心多普勒仪	0201	医疗专用	2000	33.33
9	2019-01	2003	手术麻醉室	02010101	02010101	手术床	0201	医疗专用	13000	216.67
10	2019-01	2003	手术麻醉室	02010102	02010102	无影灯	0201	医疗专用	1150	19.17
11	2019-01	2001	检验科	02010110	02010110	血液分析仪	0201	医疗专用	39500	658.33
12	2019-02	2003	手术麻醉室	02010103	02010103	麻醉机	0201	医疗专用	135000	2250.00
13	2019-02	2003	手术麻醉室	02010101	02010101	手术床	0201	医疗专用	13000	216.67
14	2019-02	1001	产科	02010105	02010105	心电监护仪	0201	医疗专用	39500	658.33
15	2019-02	1002	产科	02010106	02010106	胎心监护仪	0201	医疗专用	290000	4833.33

图 7-31 设备成本数据

4. 物资成本

物资成本是按病种付费医疗服务定价中的重要成本构成。主要包括药品和高值耗材、收费低值耗材、不收费材料等医疗耗材和其他物资。卫生耗材是医院向患者提供医疗服务过程中耗材或者植入人体的各种医疗用材料，对卫生耗材使用的管理是医院经济管理的重点工作之一。物资成本数据包括相应的会计期间、科室编码及对应名称、物资编码及对应名称、物资分类编码及对应名称、资金来源编码及对应名称、是否收费、使用数量和使用金额。

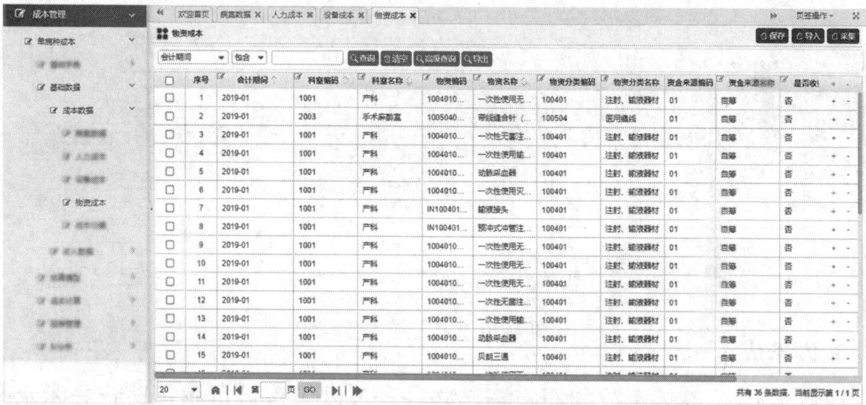

序号	会计期间	科室编码	科室名称	物资编码	物资名称	物资分类编码	物资分类名称	资金来源编码	资金来源名称	是否收费
1	2019-01	1001	产科	1004010...	一次性使用无...	100401	注射、输液器材	01	自筹	否
2	2019-01	2003	手术麻醉室	1005040...	带线缝合针（...	100504	医用缝线	01	自筹	否
3	2019-01	1001	产科	1004010...	一次性无菌注...	100401	注射、输液器材	01	自筹	否
4	2019-01	1001	产科	1004010...	一次性使用输...	100401	注射、输液器材	01	自筹	否
5	2019-01	1001	产科	1004010...	动脉采血器	100401	注射、输液器材	01	自筹	否
6	2019-01	1001	产科	1004010...	一次性使用灭...	100401	注射、输液器材	01	自筹	否
7	2019-01	1001	产科	IN100401...	输液接头	100401	注射、输液器材	01	自筹	否
8	2019-01	1001	产科	IN100401...	预冲式冲管注...	100401	注射、输液器材	01	自筹	否
9	2019-01	1001	产科	1004010...	一次性使用无...	100401	注射、输液器材	01	自筹	否
10	2019-01	1001	产科	1004010...	一次性使用无...	100401	注射、输液器材	01	自筹	否
11	2019-01	1001	产科	1004010...	一次性使用无...	100401	注射、输液器材	01	自筹	否
12	2019-01	1001	产科	1004010...	一次性无菌注...	100401	注射、输液器材	01	自筹	否
13	2019-01	1001	产科	1004010...	一次性使用输...	100401	注射、输液器材	01	自筹	否
14	2019-01	1001	产科	1004010...	动脉采血器	100401	注射、输液器材	01	自筹	否
15	2019-01	1001	产科	1004010...	贝朗三通	100401	注射、输液器材	01	自筹	否

图 7-32　物资成本数据

5. 成本归集

成本归集实现了将成本项目归集后分摊核算到最小核算单元和最末级的明细项目上，全成本归集与分摊后，实现成本核算与会计核算的结果保持一致。在保证数据一致性、合法性的基础上，实现了医院财务的智能化。

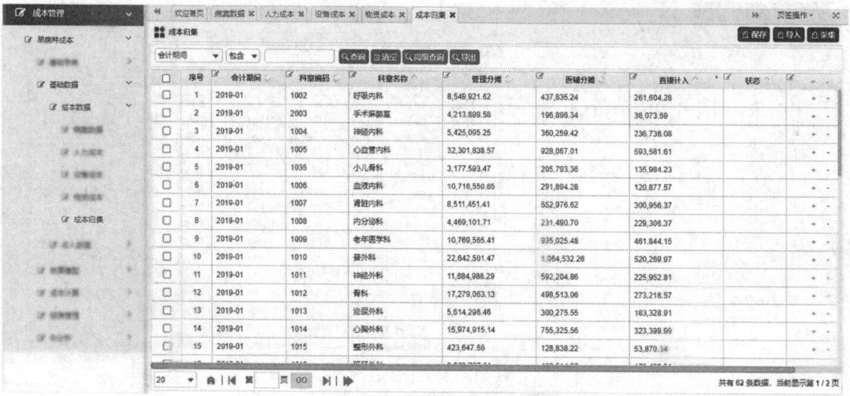

序号	会计期间	科室编码	科室名称	管理分摊	医辅分摊	直接计入	状态
1	2019-01	1002	呼吸内科	8,549,921.62	437,635.24	261,604.28	
2	2019-01	2003	手术麻醉室	4,213,899.58	196,896.34	38,073.69	
3	2019-01	1004	神经内科	5,425,095.25	360,259.42	236,738.08	
4	2019-01	1005	心血管内科	32,301,838.57	928,067.01	593,581.61	
5	2019-01	1035	小儿骨科	3,177,593.47	205,793.36	135,984.23	
6	2019-01	1006	血液内科	10,718,550.65	291,894.28	120,877.57	
7	2019-01	1007	肾脏内科	8,511,451.41	652,976.62	300,956.37	
8	2019-01	1008	内分泌科	4,469,101.71	231,490.70	229,306.37	
9	2019-01	1009	老年医学科	10,769,565.41	935,025.48	461,844.15	
10	2019-01	1010	普外科	22,642,501.47	1,064,532.26	520,269.97	
11	2019-01	1011	神经外科	11,884,988.29	592,204.86	225,952.81	
12	2019-01	1012	骨科	17,279,063.13	498,513.06	273,218.57	
13	2019-01	1013	泌尿外科	5,614,296.46	300,275.55	183,328.91	
14	2019-01	1014	心胸外科	15,974,915.14	755,325.56	323,399.99	
15	2019-01	1015	整形外科	423,647.66	128,838.22	53,870.34	

图 7-33　成本归集

6. 收费项目收入

收费项目收入是对每个会计期间，各科室对不同收费项目的统计。为全面反映收费项目信息，系统记录会计期间、开单科室、收费项目、收费类别、执行科室、执行数量、执行单价、执行金额以及收入类型，便于后期对收入数据进行多维度分析。

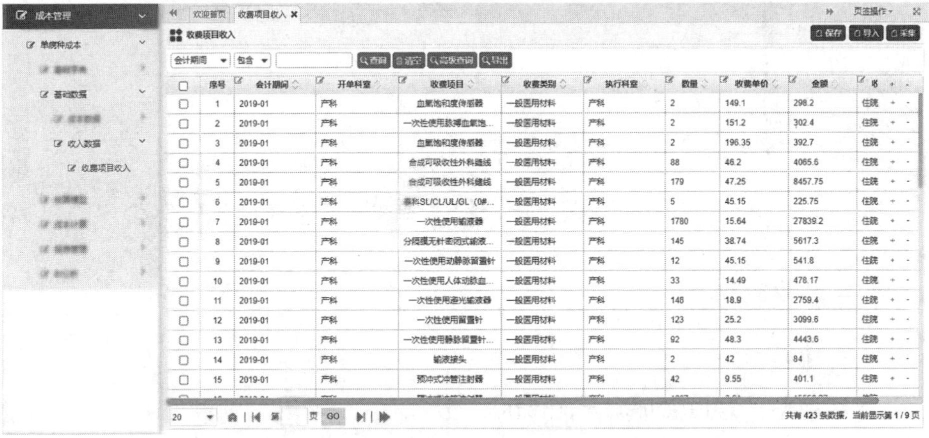

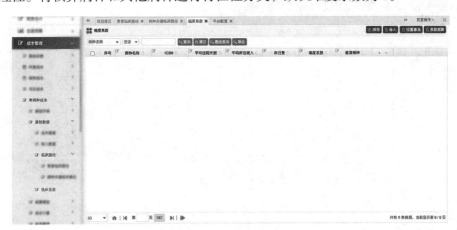

图 7-34 收费项目收入数据

7. 难度系数

患者在住院诊疗期间，由于患者的症状、年龄、行为特征有所差异，住院床日诊疗过程中消耗的资源也会有所不同，评价测算不同类型的病种难度系数，通过住院床日的差异度，按照住院床日分摊成本，提高成本分摊的适度合理性。将核算病种和其他病种进行特征性分类，默认难度系数为1。

图 7-35 难度系数设置

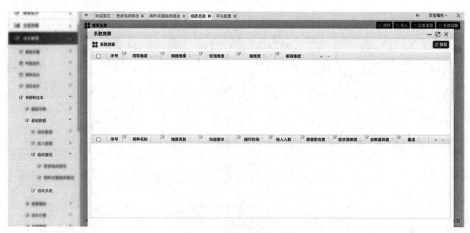

图 7-36　难度系数测算

（三）核算模型

1. 直接模型

直接模型是对单病种所占成本的统计汇总，包括人工成本、材料成本和设备成本三方面。其中，人工成本包括作业字典、技术职务、人数和工时，也可按需设置工作量系数；材料成本包括材料名称和消耗数量；设备成本包括设备名称和设备耗时。对人工成本、材料成本和设备成本进行规范，有利于保证直接模型计算的准确性。

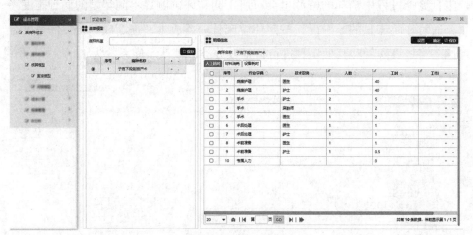

图 7-37　直接模型

2. 间接模型

间接模型是通过具备业务相关性的参数进行分摊而计算得到成本的方法。采用占用总床日数、项目收入占比、时间占比等指标作为参数，将成本分解到各科室。

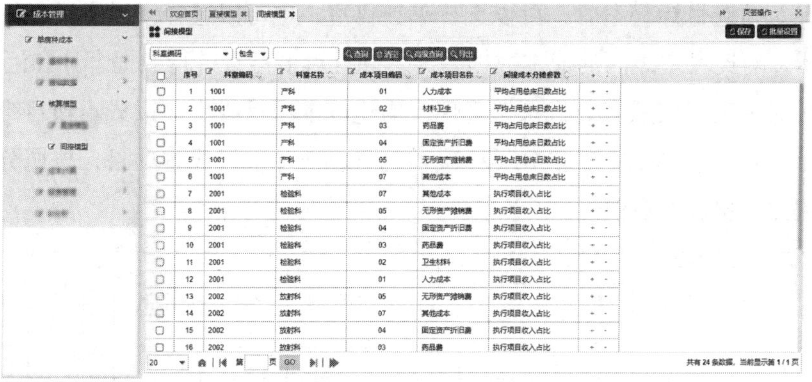

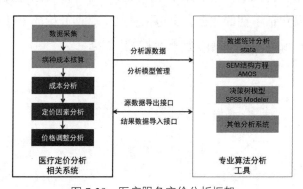

图 7-38　间接模型

五、医疗服务定价分析

通过引用和开发医疗服务定价分析相关系统和使用专业算法分析工具软件，实现基于临床路径按病种付费医疗服务定价的数据分析。对样本医院数据采集获取真实有效数据，进行病种成本核算，构成医疗服务定价的基本影响要素。引入数据统计分析软件对定价因素进行分析。搭建定价分析数据模型，提取组织分析源数据，通过源数据导出接口提交专业算法分析系统，产出分析数据结果，导入定价分析系统，进行数据分析结果系统化存储。作为后期综合定价分析参照依据。

图 7-39　医疗服务定价分析框架

（一）科室成本分析

1. 科室成本构成分析

以月或者连续月份为基本时间单元，按照期间范围查询目标科室的成本数据情况。筛选目标科室时，可以选择单独科室，也可以选择多科室进行并列列表显示，对比科室之间的成本数据差异，并且对多科室进行数据合计和汇总。

对成本项目按照多级目录树管理，构建成本项目级次。以成本项目维度进行统计，可以选择成本项目分类级次，也可以选择末级成本项目，按照分析的需要关注科室成本数值。

项目	XX科室				合计			
	本期	比例	累计	比例	本期	比例	累计	比例
总计								
人员经费								
工资福利支出								
基本工资								
国家基本工资								
津贴补贴								
卫生防疫津贴								
护龄津贴								
教龄津职								
交通补贴								
独子费								
粮油补贴								

图 7-40　科室成本构成分析

2. 科室全成本分析表（固定和变动性）

以月或者连续月份为基本时间单元，按照期间范围查询目标科室的成本数据情况。对成本项目按照科室的总成本（实际成本）以及固定成本与变动成本来汇总数据，既包括本期的数据，也包括从某一基期开始的累计数据，并提供成本改变额度和成本改变比例两个视角来对比数据。

科室	实际成本		固定成本				变动成本			
			成本额		成本比例		成本额		成本比例	
	本期	累计	本期	累计	本期	累计	本期	累计	本期	累计
管理科室小计										
普通行政管理										
院办										
工会										
群联办（工、青、妇、团）										
党办										
纪监审办公室										
宣传科										
宣传科										
专技工勤管理										
信息中心										
信息办										
绩效管理办公室										

图 7-41　科室全成本分析 - 固定 / 变动

3. 科室全成本分析表（直接与间接）

以月或者连续月份为基本时间单元，按照期间范围查询目标科室的成本数据情况。对成本项目按照科室的总成本（实际成本）以及直接成本与间接成本来汇总数据，既包括本期的数据，也包括从某一基期开始的累计数据，并提供成本改变额度和成本改变比例两个视角来对比数据。

科室	实际成本		直接成本				间接成本			
			成本额		成本比例		成本额		成本比例	
	本期	累计	本期	累计	本期	累计	本期	累计	本期	累计
管理科室小计										
普通行政管理										
院办										
工会										
群联办（工、青、妇、团）										
党办										
纪监审办公室										
宣传科										
宣传科										
专技工勤管理										
信息中心										
信息办										
绩效管理办公室										

图 7-42　科室全成本分析 - 直接 / 间接

4. 科室直接成本比较汇总表

以月或者连续月份为基本时间单元，按照期间范围查询目标科室的成本数据情况。对科室直接成本进行多角度分析，包括本期直接成本、与上期直接成本的比较以及与历史同期成本的比较，比较包括差异额与差异率两方面。通过树型的科室结构，不仅可对某一科室的长期直接成本变动进行横向比较，也可对同一科室的不同部门的直接成本数据进行纵向比较，便于找出管理问题。

科室	本期直接成本	与上期比较			与同期比较		
		上期直接成本	差异	差异率	同期直接成本	差异	差异率
内科							
呼吸内科							
呼吸内科门诊							
呼吸内科门诊							
肺功能室							
呼吸内科住院							
呼吸内科住浣							
呼吸内科ICU							
消化内科							
消化内科门诊							

图 7-43 科室直接成本比较汇总

5. 成本项目比较汇总表

以月或者连续月份为基本时间单元，按照期间范围查询目标项目的成本数据情况。对项目成本进行多角度分析，包括本期成本、与上期成本的比较以及与历史同期成本的比较，比较包括差异额与差异率两方面。通过树型的项目科目结构，不仅可对某一项目的长期成本变动进行横向比较，也可对同一项目的不同成本构成科目进行纵向比较，便于找出管理问题。

项目	本期数值	与上期比较			与同期比较		
		上期数值	差异	差异率	同期数值	差异	差异率
人员经费							
工资福利支出							
基本工资							
国家基本工资							
津贴补贴							
地区津贴							
职务津贴							
政府特殊津贴							
医疗卫生津贴							

图 7-44 成本项目比较汇总

6. 科室成本分摊表

以月或者连续月份为基本时间单元，按照期间范围查询目标科室的成本分摊情况。对科室成本进行多角度分析，包括科室成本、直接收入、分摊成本、分摊管理成本、分摊医疗辅助成本和分摊医疗技术成本的分析，分析角度包含金额和比例两方面。通过树型的科室结构，不仅可对某一科室的分摊成本变动进行横向比较，也可对同一科室的不同部门的分摊成本进行纵向比较，便于找出管理问题。

科室	科室成本	直接计入		分摊XX成本		分摊管理成本		分摊医疗辅助成本		分摊医疗技术成本	
		金额	比例	金额	比例	金额	比例	金额	比例	金额	比例
普通行政管理											
院办											
党办											
纪监审办公室											
工会											
群联办（工、青、妇、团）											
宣传科											
宣传科											

图 7-45　科室成本分摊表

（二）病种成本分析

1. 计算方法对比分析

采用成本测算和成本核算两种方法实现对样本病种的成本计算，对两种计算方法在不同医院之间的数据进行差异分析。分析数据差异产生的原因，及时调整计算方法，融合两种方法的优势和劣势，进行计算方法优化，实现与医院资源实际消耗更贴近的病种成本。

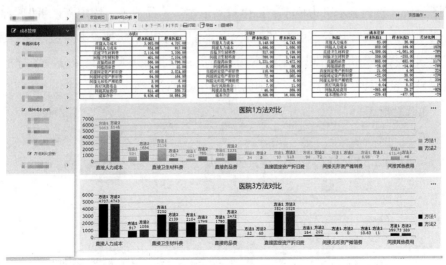

图 7-46　单病种方法对比分析

2. 成本发生地分析

可按单病种查询，包括成本分类和发生地属性两个维度。成本分类包括病房成本、手术麻醉成本和检验成本；成本分类包括直接/间接的人力成本、卫生材料成本、药品成本、固定资产折旧、无形资产摊销、医疗风险基金和其他成本等。

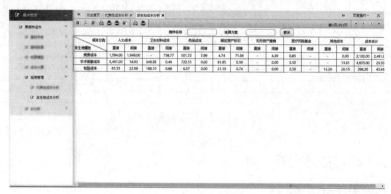

图 7-47　病种成本核算

（三）定价分析

1. 代表性成本分析

将病种代表性成本以图表化形式直观地展现出来。包括直接/间接成本柱状图分析，直观显示人力成本、卫生材料成本、药品成本、固定资产折旧、无形资产摊销、医疗风险基金和其他成本在内的代表性单病种成本对比情况；成本要素饼状图分析，直观显示成本构成情况；直接成本临床路径分段图分析，直观显示该病种在临床路径发生地的成本构成及对比情况。

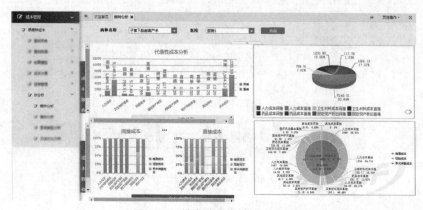

图 7-48　单病种代表性成本分析

2. 收支结余横向分析

横向对比分析不同医院的单病种的成本、例均费用和医院的收支结余情况。掌握在现有按医疗服务项目付费的情况下，各家医院医疗服务费用的收取对医院病种诊疗卫生资源消耗的补偿状况，对按病种进行医疗服务定价具有重要参考借鉴意义。

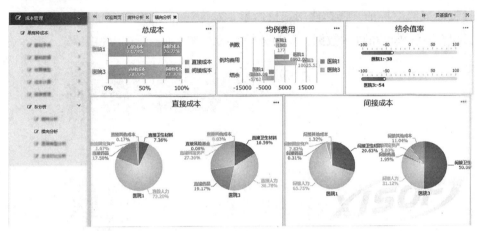

图 7-49 收支结余横向分析

3. 医保类型分析

横向对比分析不同医院的各类医保单位和自费支付情况，关注基本医疗保险作为主要支付方，在各家医院诊疗过程中对各个病种的覆盖情况。以及后期医保付费制度改革可能对医院和患者诊疗的影响程度。

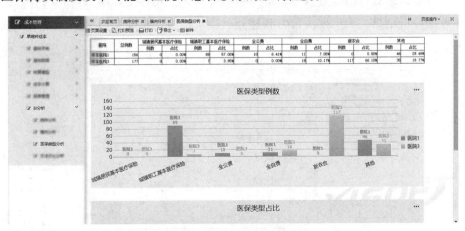

图 7-50 单病种医保类型分析

4. 定价因素描述分析

整理对医疗服务定价会产生比较大影响的数据，按照病种定价因素指标管理方式，建立多维数据集，管理定价因素数据，包括患者地区、年龄、住院天数、医疗费用、分项成本等内容。从定价因素数据集选取数据，进行定向定价分析因素描述分析。选取待分析病种、定向分析区域或定向类型医院；根据病种特征或医院特征，选择使用定价因素，及描述性分析数据，进行计算分析。并保存分析模型条件和数据，作为分析方案，随时可查看过程和结果。

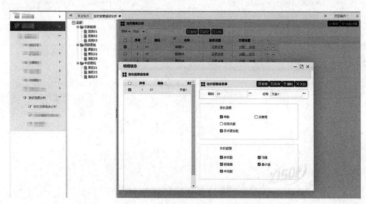

图 7-51　定价因素描述分析

显示并保存特定分析方案的定价因素描述分析数据结果，分析样本数据集总体状况，包括样本数、均值、标准差、极值、分位值等数据情况。分析样本数据特征，评估样本数据的代表性、可靠性，及时进行样本数据调整，可以调整样本数据医院范围或者数量，进行再次计算，优化样本数据结构和内容。保存数据分析结果，为后期决策方程建立、决策树应用及动态价格调整应用提供参照。

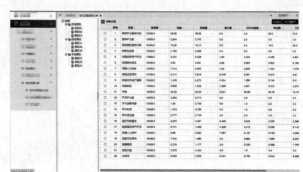

图 7-52　定价因素描述分析

5. 定价因素相关性分析

采用斯皮尔曼（spearman）相关性分析法，分析各个定价因素之间的相关关系。尤其针对一些没有直接关联的指标数据，通过样本大数据关联分析，发现可能存在的相关性关系，为后期结构方程建立和决策树实现奠定基础。

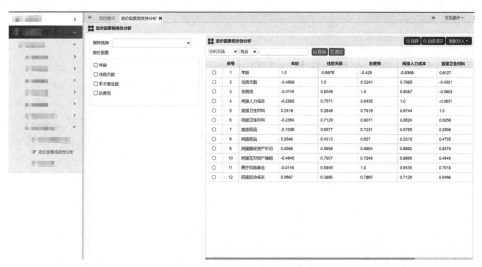

图 7-53　定价因素相关性分析

6. 结构方程及决策树构建

将定价因素进行数据关系整理，引入回归分析模型建立定价因素结构方程和决策树分析模型。按照分析模型的数据要求，从系统内整理与服务定价有关的病历数据、财务数据、成本数据、临床路径数据等内容，建立数据分析数据源方案。通过系统接口连接专业数据分析软件 AMOS，SPSS 等系统，将数据导入到分析系统预制的结构方程和决策树分析模型。按照一定的规则，定期将数据提交给结构方程模型和决策树模型，实现持续性数据分析，训练算法以检验决策树的分类结果是否符合实际定价需要。将定期分析的数据结果导入，回传到医疗服务定价分析系统进行分析结果数据保存，供其他定价分析方法引用和动态价格调整的数据基础和依据。

7. 动态价格调整监测

选择动态监测价格病种、样本医院和需要监测的医疗服务定价影响因素，关注医院的临床诊疗活动和经济情况发生的变化，按照测算的影响度情况设置预警阀值。当某些因素发生比较大的变化后，及时给予提示性预警。及时启动价格合理性分析程序，对按病种医疗服务价格及时做调整建议。

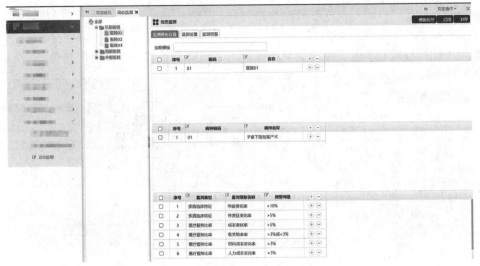

图 7-54　动态价格调整监测

六、数据安全管理

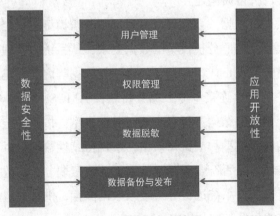

图 7-55　数据安全管理

　　保障数据安全也是数据治理的一项重要内容，对基于医院诊疗数据和经济数据的定价分析，要保证数据在一定安全范围内使用，同时也需要体现数据的社会公益性价值。需要兼顾数据的安全性和开放性，通过多方面保障数据的安全。

用户及权限管理：通过用户及权限管理，实现在分析过程中的数据安全管理，确定每个成员的功能权限、组织权限、数据权限；数据权限又分为查看权限、引用权限、修改权限。样本案例医院的功能权限是采集本医院数据，对本院科室成本和病种成本进行核算；组织权限在本院范围内；数据权限是对本医院的样本病历、成本数据、收入数据、本院原始数据信息的管理。分析小组的功能权限是数据合法性验证、数据查询、数据处理、数据分析等；组织权限是以医院和科室为基本组织单元，明确每个数据分析人员可以在某一个或者几个特定的组织范围内，进行操作、查看和引用数据并进行相应的功能处理；数据权限是脱敏后的原始数据查看，分析数据的操作权限等。通过明确不同成员的数据管理权限，保障数据的使用安全。

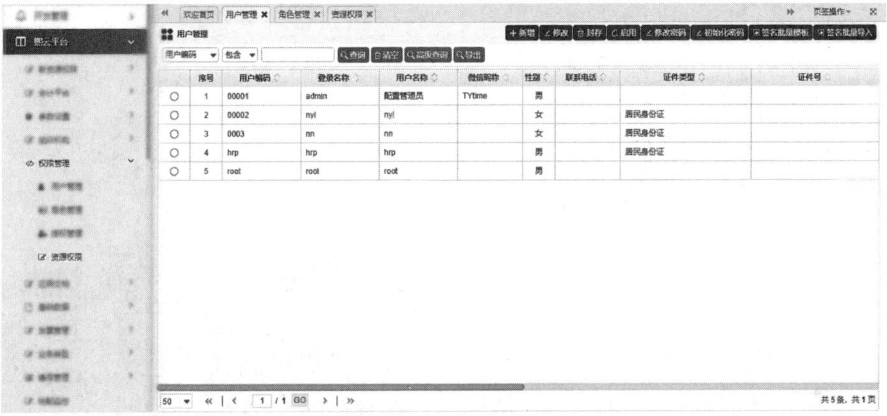

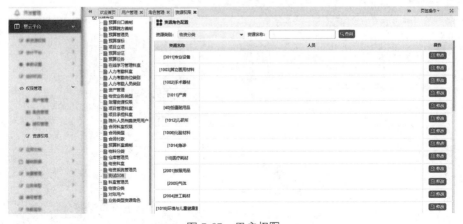

图 7-56　用户管理

图 7-57　用户权限

数据脱敏管理：在数据采集的过程中，在保护患者隐私和医院保密信息的前提下，需要屏蔽一些本项目分析不需要的关键信息，例如患者姓名和样本医院名称等信息。在分析使用的过程不再展现相关信息，但是还需保留数据溯源能力，能够跟踪到数据源头，提供更多的数据补充和问题解决的能力。

数据备份与发布：对所有过程中的数据做好备份，包括源数据、过程分析数据、成果数据等。信息数据的备份包括定期备份和临时备份两种。定期备份指按照规定的日期定期对数据进行备份，临时备份指在特殊情况下（如软件升级、设备更换、感染病毒等），临时对信息数据进行备份，根据系统情况和备份内容，可以采取增量备份、差分备份和按需备份 3 种类型的备份方式。将分析的结果，在一定范围内进行发布，包括社会公开发布、职能单位发布等。

基于临床路径按病种付费的医疗服务定价研究过程中，充分考虑了政府（含医保）、医院和患者等各相关方的需求和作用。本研究所阐述的医疗服务价格制定和动态调整机制是以国家卫生健康政策为基础，统筹兼顾医保支付方式改革、患者支付能力、医疗机构的病种成本等主要因素，以医院提供规范化医疗服务行为的合理补偿、患者就医权益保障及医保支付能力、地区经济水平等各要素之间取得均衡为目的。本研究以"医疗服务病种成本"为静态影响因素，以"医保支付能力、患者满意度、疾病临床特征、患者人口特征、诊疗质量和临床路径"为动态影响因素，从动、静两个不同的角度全面分析。研究建立以成本为基础，考虑不同地区、不同病种的主要影响因素为基础的定价模型，并依据博弈论理论建立对医疗服务价格动态调整的机制框架。

本研究建立了两种成本计算方式并对其进行详细阐述和实证分析，一种成本计算方式基于患者收费情况计算成本，另一种基于临床路径成本发生地进行成本核算。这两种成本计算方式的建立和创新使医疗机构、医疗价格管理相关部门等能够更好借鉴，促进病种成本核算体系规范化、合理化、可推广。同时，本研究应用计量经济学模型对影响医疗服务定价的主要影响因素分不同地区、不同病种进行理论分析和实证检验。完善了基于临床路径按病种付费医疗服务定价信息系统，包括数据规范、数据采集、合法性验证、临床路径管理、临床路径成本发生地管理、病种成本核算、成本分析、定价因素管理、定价分析测算等内容，为医疗服务定价提供信息支撑。

一、遵循定价基本原则实现动静结合管理机制

本研究遵循医疗服务定价的基本原则"合理补偿成本、真实反映服务价值、约束和激励医疗行为、科学性和前瞻性、动态调整"，以医疗服务成本为基础数据，建立考虑多方需求、多层次价格影响因素的价格管理机制。

（一）医疗服务定价以医疗服务成本数据为基础

医疗服务定价是政府调控卫生健康行业医疗服务价格的重要方式，直接影响医保基金的支付能力、医院的经营管理、患者就医获得感等。通过对医院病种成本与医疗服务支付标准对比实证分析，当前医院的医疗服务付费标准与医疗服务成本差距较大。目前，医疗服务定价时多考虑以前年度历史平均费用高低，缺乏对医疗服务成本数据进行明确测算和以成本为基础。因此，建立以医疗服务成本为基础，综合考虑医保支付力、疾病临床特征、患者人口特征、诊疗质量和临床路径等，按医疗服务成本测算结果调整医疗服务价格的机制是满足患者就医获得感、对医院提供合理补偿、维持社会和谐稳定的基本做法。

医疗服务定价考虑成本是确定价格的最基础、最关键因素，成本的高低影响医疗服务供给过程中耗费多方资源的大小。在按病种付费的医疗服务定价中，病种成本主要包括病房成本、手术麻醉成本和检查化验成本等，具体为人力成本、药耗成本、固定资产折旧、无形资产摊销等资产成本、医疗风险基金、其他公用成本等。病种成本反映医院在为患者提供医疗服务的过程中，所产生的各项成本的总和。医疗服务定价应以病种全成本为基础，利于补偿医院成本，增强医务工作人员、定价部门人员的成本理念，防止不必要的医疗资源浪费等。本研究建议基于临床路径按病种付费的医疗服务价格制定基础逐步由历史平均费用转变为医疗服务过程的全成本，体现该病种医疗资源耗费价值。

（二）建立医疗服务价格动态调整机制

基于博弈论的思想，本研究将影响价格和参与价格调整机制的主体分为政府（含医保）方、医院、患者。同时，将价格也作为各利益相关者博弈的信

号，政府规制其价格形成机制，约束定价行为，以实现社会效益的最大化。将博弈中的假设情况分为两种：一种假设情况为病种难度及风险系数不大，区域内各医院都开展，差异化不显著。该病种在该区域内普遍盈利，即支付标准普遍高于成本。相关的利益行为分析为政府（含医保）方只有不断动态调整支付标准，使医疗服务价格趋近于医疗服务成本才能实现自身利益最大化目标。医院如果没有可靠成本数据，则监测不到医疗服务项目的收益情况，不能提升医院的经济运营水平。只有充足的病种成本数据，才能清晰分析出病种收支具体情况，加大优势病种发展，提高服务量。在支付标准略高于成本时，医院会不断提高该病种的诊疗水平和就医条件，最终提供"物有所值"的医疗服务。

另一种假设情况为病种难度及风险系数较大，区域内有一定数量的医院可开展，但各医院诊疗水平差异化显著。在该区域内此病种普遍盈利，即支付标准普遍高于成本。政府（含医保）方会鼓励医院开展疑难杂症的诊治和研究，给医院一定的发展空间，以便医院加大优势病种发展、提高服务量，获得更多的可支配收入，同时在业内获得更好的声誉。通过博弈发现不同类别的病种在价格调整方面反应不同。如果医院能提供清晰可靠的病种成本数据，会促使政府（含医保）方及医院较快做出资源分配调整，规范机制中参与各方的行为指引。

为满足社会各方的就医和发展需求，本研究基于临床路径按病种付费的医疗服务价格制定过程中正确认识医疗服务价格动态调整的相关利益方和各方利益需求，打破目前价格调整动静结合不足的局限。将影响医疗服务价格的动静态影响因素作为价格动态调整的启动条件，考虑医疗服务价格形成机制的作用原理，完善价格动态调整的方案。有针对性地对各地区的不同病种进行模型构建和医疗服务定价，更好地满足各地区人民群众和医疗保障服务的承受能力。政府部门全程参与医疗服务价格动态调整的过程，保证价格调整的严谨性，医院要做到准确及时监控相关指标的变动，提高反应速度。由于诸多因素影响会存在一系列滞后反应，因此，在设置医疗服务价格动态调整的启动条件时，需要考虑滞后反应的时间及相应影响。通过健全的价格动态调整监测机制，实时反馈动态调整效果，建立与社会经济发展阶段相适应、与基本医疗保障制度相匹配、促进医院良性运行的价格动态调整机制。

二、形成基于临床路径按病种付费的医疗服务定价基本方法

本研究建立完善的病种成本核算方法，通过对不同地区的医院病种进行成本核算对比分析并实证检验，进一步验证病种成本核算方法的可行性、可推广性。本研究将计量经济学方法运用在医疗服务价格管理领域，运用主成分分析法对影响医疗服务成本的潜在因素进行分析，建立结构方程模型将 22 个价格影响因素同时考察分析，通过 CHAID 算法构建多叉树，一次对一个变量切分出多个统计显著的分支。同时，本研究以数据治理的管理思想和方法为基础，构建基于临床路径按病种付费的医疗服务定价信息系统并进行成本核算和定价过程信息化展示。

（一）病种成本计算方法

1. 建立病种成本计算方法

本研究建立了两种成本计算体系，第一种方法是基于患者收费情况计算成本，即成本数据主要以医院病例费用为基础；第二种方法是按照临床路径的基本原理和方法，基于临床路径成本发生地进行病种成本核算。根据临床路径成本发生地进行成本归集，对病种诊疗实际投入资源状况和工作量，诊疗难度系数等要素进行测算，作为分配实际成本的重要参数依据，从而实现病种实际成本的核算方法。第二种方法的成本数据主要来源于调研表所调查的调研结果，针对本次研究的数据特点和目标，综合作业成本法、自上而下法、成本收入比法特点和优势，进行病种成本核算方法适度优化，实现研究的病种成本。

2. 成本计算方法的使用条件

第一种成本计算方法基于患者收费情况计算成本，是以医院病例费用为基础，数据提取较为便捷，但此方法的假设前提是医疗服务费用能够在一定程度上代表成本。第二种成本计算方法将成本的发生地为核算单元，综合运用自上而下法进行医疗服务成本核算。本研究通过对同一病种的不同成本核算方法实证分析，两种成本核算方法均可对医院的成本进行核算，但数据略有差异，基本原因是第一种方法的计算前提是医疗服务费用能够在一定程度上代表成本，

随着费用和成本趋于一致，这两种成本核算方法均可作为医疗服务定价中成本核算方法的参考。

本研究运用以上两种成本计算方法，在核算时区分专属成本和公用成本，均准确核算出不同医院 8 个病种的人力成本、药耗成本、固定资产折旧、无形资产摊销等成本数据。进行成本数据结构分析、收益分析和付费标准与成本分析、不同核算方法的成本结果数据对比等，进一步验证两种核算方法均具有较强的准确性。

3. 成本计算方法的可推广性

在方法选择上，第二种成本计算方法即基于临床路径以成本发生地为归集中心的病种成本核算方法，是运用了《关于印发公立医院成本核算规范的通知》（国卫财务发〔2021〕4 号中病种成本核算方法的自上而下法（Top-Down Costing）的核算思路，均由二级分摊后的科室成本通过不同的计算方法获得病种成本。自上而下法的核算思路是统计每名患者的药品和单独收费的卫生材料费用，形成每名患者的药耗成本。其余成本采用住院天数、诊疗时间等作为分配参数摊到每名患者，采用平均数等方法计算病种单位成本。

基于临床路径以成本发生地为归集中心的病种成本核算方法是先将患者按照病种区分，再统计同一病种的住院天数、诊疗时间等分摊参数的平均数据，最终计算出病种单位成本。调研时，为提高分摊参数的准确性设计不同概率时间，运用概率思维计算得出分摊参数。基于临床路径以成本发生地为归集中心的病种成本核算方法操作性较强，对医院信息系统无精细化等相关要求，对财务核算人数要求不高，可复制推广至目前我国大部分医院。本研究将基于临床路径以成本发生地为归集中心的病种成本核算方法确定为全国不同地区、不同等级医院的统一、规范的成本核算方法，并通过大量的实证分析研究。从医疗服务供给方（医院）的角度，在统一、规范的成本核算方法——基于临床路径以成本发生地为归集中心的病种成本核算方法下，计算出全国各医院同一病种的医疗服务平均成本，坚持以成本为定价基础，为定价决策相关部门提供重要依据。

（二）医疗服务定价的计量经济学方法

通过查阅文献和专家咨询等方法，筛选出影响医疗服务价格的 4 个主要因素：疾病临床特征、患者人口特征、诊疗质量和临床路径。运用计量经济学原理建立处理定量和定性多维度指标模型进行检验，并确立主要影响因素对医疗服务价格的赋值权重。经多元线性回归分析后得出不同病种不同地区的影响程度不同，在研究某两个因素相互作用的同时，运用结构方程模型兼顾了其他因素的影响，结果更加真实、可信，研究所获得的信息更加充分、安全，更加符合变量之间真实的关系。通过 CHAID 算法将数值型目标输出构建多叉树，一次对一个变量切分出多个统计显著的分支，并通过统计显著性检验角度确定当前最佳分组变量和分割点，进而优化树的分枝过程。

1. 使用主成分分析法对影响医疗成本的潜在因素研究分析

探究每个病种成本的影响因素过程中，主成分分析法利用降维技术将多个原始变量用少数几个综合变量（即"主成分"）来代替，将多变量处理为较小变量集，更易于数据分析和可视化。在研究医疗服务定价影响因素时，将不同类因素整合为少数几个指标，有利于观察出每个主成分中各项因素的贡献，通过对每个潜在因素进行主成分分析，我们针对每个病种找到了对形成医疗成本贡献较大的几个因素（不同病种或有不同的影响因素）。

本研究寻找医疗成本贡献较大因素过程中，地区 J 白内障医保类型，医疗机构类型，住院天数以及手术医生数对间接人力成本，直接卫生材料成本，间接卫生材料以及间接其他费用都有着显著影响，医保类型时为公费时会提高医院各项成本，医院类型为专科医院时成本比较低（类似于规模效应），住院天数增加会提高医院成本，手术医生数增加也会带来医院成本提高。因此，对于地区 J 白内障病种需要关注患者医保类型、年龄、诊疗质量、住院天数和手术医生数。对总费用回归的结果表明，医疗机构为专科医院会显著降低患者医疗费用。手术医生数量增加、间接人力成本、间接卫生材料成本增加会导致医疗费用显著增加。

2. 运用结构方程模型将多个因变量同时进行考察

本研究运用结构方程模型，将多个希望研究的因变量放在一起同时进行考察，并充分考虑年龄、性别、医保类型、医院所在地区、医疗机构类型、手术护士最高级别、病房医生最高级别等特征，在研究某两个因素相互作用的同时，兼顾了其他因素的影响。研究这些特征在相互作用的情况下对于费用和成本的影响得出的结果更加真实、可信，所获得的信息更加充分、安全，更加符合变量之间真实的关系。研究结果表明：患者人口特征对临床路径和成本的影响最大，提示在制定按病种付费标准时应充分考虑患者情况，将付费标准差异影响因素归于患者情况的不同。

3. 采用 CHAID 决策树模型对价格影响因素分析

CHAID 算法可以构建多叉树，一次对一个变量切分出多个统计显著的分支，既支持字符型，也支持数值型的输出目标类型。并通过统计显著性检验角度确定当前最佳分组变量和分割点，进而优化树的分枝过程。如地区 J 的子宫下段剖宫产术 CHAID 决策树模型提示，间接人力成本、直接卫生材料成本、直接药品、年龄、间接固定资产折旧、间接卫生材料、住院天数和医疗机构类型对临床路径下医院单病种成本产生影响。其他因素在树模型的预测变量重要性分析中占比较低未被筛选，即影响较小。其他因素中直接人力成本在同一医院同一病种中是固定值，因此在模型分析结果中不显著。7 个变量中除年龄和医疗机构类型外均可作为医院管理维度的重要指标，具有可控制性。子宫下段剖宫产术 CHAID 决策树模型建模结果提示，间接人力成本因素对医院单病种成本的影响最大。其在 1,838.1 元以上时，高成本组病例为 1,412 例，占训练集所有高成本组病例的 71.75%。此外，以直接卫生材料为例，当间接人力成本在 1,764.48 元到 1,838.1 元之间时，直接卫生材料小于 863.75 元时，63% 的病例为低成本组，当实际情形与此相似时，控制直接卫生材料费用就显得格外重要。

（三）医疗服务定价全过程管理的信息系统

以数据治理的管理思想和方法为基础，构建基于临床路径按病种付费医疗服务定价信息系统。随着样本数据增加，病种复杂度的增加，在推广应用和深入分析的过程中，大数据相关的信息技术是过程管理的必要支撑手段。利用大数据技术进行数据分析建模，实现数据分析应用，包括数据采集、清洗处理、数据存储、多维分析、因素分析、变动分析，是实现基于病种成本定价的重要技术保障。系统实现包括数据采集、合法性验证、临床路径管理、临床路径发生地管理、科室成本核算、病种成本核算、成本分析、定价因素管理、定价分析测算等内容。

数据采集和合法性验证，是系统的基础功能和重要功能。以数据分析及应用为特征的病种医疗服务定价管理系统，依赖医院的临床诊疗过程数据和经济运营数据，通过集成平台或者数据接口的方式，实现成本数据和临床路径等相关数据的归集和整理。通过建立数据规范，对接医院 HIS 和运营管理等相关系统，定期或实时采集医院诊疗和运营数据，进行数据的合法性验证和数据清洗整理，形成数据分析应用的源数据。

临床路径管理通过对临床数据整理，获取患者的实际临床路径，通过离散数据处理，得到关键临床路径。明确关键临床路径的发生地，是病种成本核算的一个重要环节。

实现成本测算和成本核算两种方法，计算病种全成本，科学客观核算医院病种诊疗成本、辅助诊疗成本及管理成本，反应医院真实的病种成本构成情况。支持成本数据追踪溯源，进行成本数据分析，发现不合理因素，及时进行核算方法和源数据调整。为医疗服务定价提供可靠的数字化参考依据。

以定价测算分析系统为工具，按照病种（病组）单元作为定价结算的基本单元，进行病种诊疗服务定价模型建立，维护影响定价的基本要素、因素权重等影响因素，建立数据计算逻辑，进行病种服务价格测算。并且分析测算价格可能对患者、医院、医保各方等以病种成本数据分析为基础，实现按病种医疗服务定价机制建设，实现科学定价。

医院成本为管理视角，推动完善医院运营管理系统建设，实现医院经济运行精细化管理，数据治理规范医院信息结构，规范医院诊疗行为，提出提升医院诊疗数据质量的管理要求，从源头解决数据的真实性、合理性和可靠性等关键基础问题。一方面保障数据具备可应用价值，另一方面从医院提升经济运行管理能力方面、落实科室运营管控责任方面、规范医师诊疗行为方面，可以促进医院高质量发展。

三、建立基于临床路径按病种付费医疗服务定价基本模型

本研究基于医疗服务价格管理的基本原则，建立以成本为基础的定价模

型，并对价格影响因素进行权重赋值。运用博弈论方法对政府（含医保）、医院、患者等多方进行博弈分析，参考博弈研究结果完善医疗服务价格动态调整机制，对医疗服务价格实现闭环管理。

（一）以成本为基础的定价模型

本研究合理测算并挖掘医疗服务价格动态调整主要影响因素，通过计量经济学中的多元线性回归模型（如下）等方法进行主要影响因素的寻找和主要影响因素影响程度的赋值，可以为医疗服务价格动态调整机制提供依据。本研究通过以下多元线性回归模型分析：

$$Y_2 = \beta_0 + \sum_{i=1}^{21} \beta_i X \quad (1)$$

$$Y_1 = \gamma_0 + \sum_{i=1}^{21} \gamma_i X_i + \gamma_{22} Y_2 + \varepsilon \quad (2)$$

在模型中 Y_1 是医疗总费用，Y_2 是医院成本合计，计算方式参考数据调研及处理部分。X_i 代表年龄，性别，医保类型等外生变量，具体定义参见数据调研及处理部分，ε 是模型的随机扰动项。经研究表明，医疗服务定价主影响因素的寻找应考虑病种类型和地区差异。医疗服务价格的主影响因素是定价模型的关键，研究发现同一病种在不同地区的主影响因素不同，同一地区不同病种的主影响因素也不同。

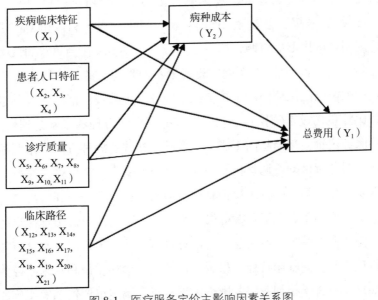

图 8-1 医疗服务定价主影响因素关系图

201

将不同的定性和定量指标通过科学论证和模型分析发现，地区 B 老年性白内障行白内障超声乳化摘除术＋人工晶状体植入术（IOL）定价的主影响因素为住院床日、医保类型；地区 J 老年性白内障行白内障超声乳化摘除术＋人工晶状体植入术（IOL）定价的主影响因素为患者年龄、医保类型、医疗机构类型、住院天数以及手术医生数；地区 J 的子宫下段剖宫产术定价的主要影响因素为患者医保类型、年龄、诊疗质量以及住院天数和手术麻醉师数。地区 J 的子宫下段剖宫产术定价的主要影响因素的影响程度如下：

$$Lny_{22}=3.9987+0.0045x_2-1.5155x_6+0.0519y_1$$

因此，基于临床路径的按病种付费医疗服务价格制定及相关部门在制定价格、确定动态调整主要影响因素过程中需要按照不同地区和不同病种类型进行考虑。全国不同地区不同病种类型的医疗服务价格动态调整主要影响因素并非单一的一种或相同几种影响因素。该地区应根据病种的特点，开展科学计算并赋予相应的权重系数。在医疗服务价格动态调整时，充分考虑不同地区和不同病种类型的医疗服务价格动态调整主影响因素各异，重视主要影响程度及权重的差异。

（二）建立闭环管理的价格动态调整机制

本研究基于博弈论的思想，将影响价格和参与价格调整机制的主体分为政府（含医保）、医院、患者等，同时，将价格也作为各利益相关者博弈的信号。政府规制其价格形成机制，约束定价行为，以实现社会效益的最大化。通过博弈分析政府（含医保）、医院、患者等不同参与方的行为得出医疗服务动态调整过程中需要医保部门严格核定医疗服务合理的资源消耗，以制定支付标准，促使医疗机构成本管控科学化。医院提供科学合理的成本数据作为参考，并且医疗服务定价会逐渐趋向于成本，尤其是在普通病种方面效果明显。人民群众在医疗服务价格动态调整机制中处于价格接受方，为保护人民群众的合法权益，医院等相关部门应将医疗信息适当向人民群众公开，如医院在某病种的诊疗量、诊疗成功率、专家资源等等，帮助患者在就医时做出理性选择。基于博弈理论中的两种情形本研究建立了以总量范围内突出重点、有升有降为主要原则，以成本和疾病临床特征、患者人口特征、诊疗质量和临床路径为启动条件，按照计量经济学模型确定各影响因素权重，制定出评估触发实施原则，维护患者合法权益，加强组织领导，完善动态调整机制中的决策机制、监测评估制度等配套实施方案。

四、启示

医疗服务定价研究关系到政府（含医保）、医院、患者和其他群体的切身需求，需要多方参与，各司其责。主管部门对每次价格制定和调整的影响预期测算，保证利民、惠民的医疗价格政策稳定实施。主管部门对监管机制等配套措施进行完善，建设专业的医疗服务价格管理和调整人才队伍，鼓励医院实施精细化管理并提供准确的医疗服务病种成本数据，进行高质量数据治理，提高数据核算的准确性和及时性。

（一）建立并推广统一的医疗服务定价和动态调整机制

政府（含医保）相关部门考虑患者、医院等多方需求，通过强有力的行政手段保证医疗服务价格制定和动态调整的稳定运行，保障医疗服务资源的公平性、稳定性。政府部门通过行政权威性与强制性，满足人民群众得到高质量医疗服务的要求、最大限度提升公众利益的需求，保证医疗服务价格制定和动态调整过程中的社会效应及医疗服务公益性。统一制定基本原则、实施方法，在总量范围内突出重点、有升有降的原则上，统筹患者、医院、相关部门的权利和义务等，建立针对医疗服务定价和价格动态调整的具体制度。结合近年来我国调整医疗服务价格的经验和流程，本研究构建的医疗服务定价模型和动态调整机制相关原理，出台统一的制度，建立管理科学、流程清晰、协调融合的医疗服务价格管理制度。

政府等相关部门全程参与医疗服务定价和动态调整的过程，做好价格、医保、控费等方面的政策衔接，完善顶层制度设计，加强对全体人民群众的健康保障。构建医疗服务定价和动态调整的制度保障体系，维持医疗服务市场的规则，行使对公立医院的管理职责，保证医疗卫生资源的公平性、公益性，医疗服务价格的合理性等，实现社会效益最大化。政府部门在医疗服务定价及调整研究过程中逐步加强精细化管理，基于本研究不同地区不同病种的主要价格影响因素的基础上，探究建立不同类别的医疗服务定价机制和调整机制。运用价格实施监测数据指导价格政策完善等相关思想进行动态价格调整的监测，使医疗服务定价更加合理化、精细化。建议选取代表性试点单位对本研究的医疗服务定价理论和调整机制进行规模性实证分析推广试点。

（二）健全严密有力的价格监管机制

医疗服务价格管理是医药卫生产业管理的重要组成部分，具有较强的社会公益属性，需有政府参与管控，在体制上进行强有力的保障，才能保障医疗服务价格的管理严谨性。政府等相关部门可通过建立完善的价格监测机制，定期和不定期监测不同群体对每次价格制定和动态调整的反应。及时完善医疗服务定价监测的配套措施，对每次医疗服务定价和价格动态调整效果进行评估，进一步改善医疗服务价格和动态调整机制，推动建立闭环的医疗服务价格动态调整机制。

通过医疗服务价格制定和动态调整的监测等相关政策引导，完善医疗服务定价和动态调整机制，对人民群众的健康、经济的稳定发展和社会和谐稳定提供重要保障。通过监测医院的成本数据和医疗服务价格管理行为规范，为不同地区的医疗服务价格制定和动态调整提供指导和依据。充分发挥政府监测机制对医疗服务价格的管控，发挥专业监测部门、社会群体对医院等相关部门的价格执行和管理情况进行监测汇总，对医疗服务定价和动态调整全过程进行多层次、多渠道、多方位监测，确保价格制定和实施、动态调整的过程和结果公开透明、公平公正。通过分析价格调整影响，对医疗服务定价及调整结果的影响和舆论等进行跟踪监测，为医疗服务定价和动态调整提供经验。

（三）加强医院运营管理

医院既是医疗服务行为的供给方，又是医疗服务定价和动态调整的成本数据的主要提供方，同时，医院的重要经济来源也依据医疗服务价格。医院作为医疗服务价格动态调整机制的成本数据提供方，一方面，可以运用基于临床路径以成本发生地为归集中心的病种成本核算方法核算本单位医疗服务成本，并及时提供医疗服务定价的最新成本数据支撑。另一方面，医院按照国家相关价格管理政策规范价格制定，切实保证患者切身利益，并结合高质量医院发展的契机，提升医院自身价格管理水平。

　　医院要加强成本管理，塑造成本管理文化，实现成本管理全员参与，合理运用成本核算方法进行成本归集，对医院病种成本进行准确核算。为医院运营管理和成本管理提供数据支撑，应构建适合自身情况的成本管理指标，综合考虑不同成本要素，通过病种成本的结构分析、趋势分析和成本与现行价格对比分析等方法控制医院相关成本的增长。运用成本核算和成本数据分析结果，指导完善医院内部诊疗行为规范，提升医疗服务质量，实现业财融合和医院医疗资源合理配置与有效使用。

　　医院将实际成本数据提供给医疗服务定价和动态调整决策机构，有利于决策机构掌握医疗服务供方的准确数据，研究医疗服务价格与成本是否协调，有利于医疗服务定价决策机构制定更合理的医疗服务价格，促使医院提供更高质量的医疗服务，实现各方效益最大化。此外，医院在与医保进行谈判时，以医院成本数据和建立的分析模型作为医院和医保定价谈判的数据依据和基础，兼顾考虑区域医保资金的使用和医疗资源消耗的合理价值补偿。同时，医院根据医疗服务价格管理规范等相关文件和医院的实际成本数据对医院医疗服务价格进行管理，探究医疗服务成本与其产生的价值，有效控制医疗费用的增长，加强医院运营管理效率。

（四）培养价格管理人才队伍

　　基于临床路径按病种付费的医疗服务定价和动态调整机制综合考虑多方需求，关注不同利益相关者对于医疗服务定价和动态调整的差异。鼓励多方参与价格制定和动态调整，建立以成本为基础、以临床价值为导向原则的科学定价和动态调整方案。医疗服务价格管理从方法制定、理论实施、技术实验到政策落地均需要临床管理、经济学、卫生管理、财务管理等相关专业人才的参与。专业人才队伍可以从医保支付承受能力、疾病临床特征、患者人口特征、诊疗质量、临床路径、人民群众经济能力等多方面考虑影响各地区医疗服务价格动态调整主要影响因素，细致研究完善的医疗服务定价和动态调整机制，规避价格制定和动态调整中的不必要风险。

　　按照相关政策和卫生经济管理人才培养计划，继续践行各组织机构的"123 人才工程"，落实全国各地区的卫生经济管理和领军人才培养，加大对卫生行业的经济管理和医疗服务价格制定等专业人才培养和全方面人才队伍建设力度。运用专业人才队伍的技术能力充分评估不同地区、不同条件下价格动态调整触发实施条件，并明确价格调整周期开展价格动态调整。对医疗服务定价和动态调整制定清晰的目标和路径，提供指导性、明确性、操作性技术实验支撑，节省医疗服务价格管理成本，提高管理效率。

（五）高质量数据治理

基于病种成本定价机制建设，在平衡医保、医院、患者等相关群体的经济活动过程中，需要涉及的价格因素和内容比较多，数据量也比较大，定价依据和因素数据参考是科学定价的基础和保障。从采集数据、数据处理、数据分析到数据应用，是一个复杂的过程。数据处理计算量比较大，而且数据的多视角重复使用的概率也非常大，需要采用信息化的管理手段，加强数据治理的过程，实现病种数据资产的更大应用价值。一方面应加强医院运营管理系统基础建设，建立数据规范，从源头提供真实和可靠数据；另一方面可以利用大数据技术，建立医院运营数据中心，病种成本数据作为数据中心的一个重要组成部分，协同医院诊疗数据、经济数据等其他运营数据，加强数据综合应用分析，为提升医院运营管理能力，提升医院诊疗质量，促进产业经济平衡提供支撑。

数据治理是基于病种成本实现科学医疗服务定价的工作基础和重要方法。以数据治理的管理思想和方法为基础，构建基于临床路径按病种付费医疗服务定价信息系统，包括数据规范、数据采集、合法性验证、临床路径管理、临床路径发生地管理、科室成本核算、病种成本核算、成本分析、定价因素管理、定价分析测算等内容。科学客观核算医院病种诊疗成本，反应医院真实的病种成本构成情况，为医疗服务定价提供数字化参考依据。以病种作为管理视角，以数据分析为基础，构成医院经济运行的数字化管理模式中一个重要组成部分，从医院提升经济运行管理能力方面、落实科室运营管控责任方面、规范医师诊疗行为方面，可以促进医院高质量发展。

加强医院运营数据规范，实现精细化管理是医院经济管理的一项重要内容。由于医院的资源组织结构和临床诊疗业务复杂度，以病种为基本单元的诊疗成本，是医院成本结构中最为复杂的一项内容。在核算病种成本的过程中，涉及专业科室的人力资源组织，涉及检查、检验等医技部门和管理后勤部门的工作协同，涉及医疗设备和人员等资源面向多病种诊疗的共享，可获取的病种直接成本比例相对较少，需要通过科学核算方式得到病种的成本。因此在医院诊疗和日常管理过程中，需要提升医院诊疗数据质量的管理要求，从源头解决数据的真实性、合理性和可靠性等关键基础问题，保障数据具备可应用价值。实现精细化管理，客观反映医院经济运行的实际状况，为后期的深化管理奠定基础。

多维医院经济数据框架结构，从不同的管理视角规范医院经济行为。关注医院总体的经济运行状况，关注医院总体收入、成本状况，保障医院正常经济运转，实现持续发展。关注科室经济运行状况，进行重点学科建设，优化科室收入结构和成本结构，落实科室管控责任，促进部门发展。以病种为单元，关注病种的收入、成本情况，促进医疗支付制度改革，优化医院病种结构，合理临床化临床路径，全方位提升临床诊疗能力。

利用大数据技术进行数据分析应用，发挥数据最大使用价值。包括数据分析建模，数据采集、进行清洗处理、数据存储、多维分析、因素分析、变动分析，是在推广应用和深入分析的过程中实现基于病种成本定价的重要技术保障。

参考文献

［1］LEVAGGI R.Hospital Health Care: Pricing andQuality Control in A Spatial Model with Asymmetryof Information［J］. International Journal of HealthCare Finance and Economics, 2005(5).

［2］方金鸣，陶红兵. DRG 支付制度下医疗资源消耗和医保定额设置的博弈研究［J］. 中国卫生经济，2021，40（05）：21-24.

［3］褚金花，于保荣. 我国医疗服务价格管理体制研究综述［J］. 中国卫生经济，2010，29（4）：64-66.

［4］江芹，张振忠，赵颖旭，等. 临床路径管理与病种付费的关系［J］. 中国卫生质量管理，2012，19（1）：12-13.

［5］冯帅，史录文. 我国医疗服务按病种收付费试点工作现状分析［J］. 中国药房，2012，23（5）：385-387.

［6］刘琳，邹俐爱，姚丽平，等. 广东省第二批 30 个单病种成本与费用的实证研究［J］. 中国卫生经济，2013，32（3）：68-69.

［7］汤峥嵘，叶光明，王标. 单病种临床路径的成本核算管理研究进展［J］. 中国医院管理，2011，31（2）：27-35.

［8］Romeyke T , Stummer H . Clinical Pathways as Instruments for Risk and Cost Management in Hospitals - A Discussion Paper［J］. Global Journal of Health Science, 2012, 4(2).

［9］谢青，曾昭宇. 临床路径单病种付费预算机制实施中存在的问题与思路［J］. 实用医院临床杂志，2013，（2）：169-171.

［10］Feyrer R, Rösch J , Weyand M , et al. Cost Unit Accounting Based on a

Clinical Pathway: A Practical Tool for DRG Implementation［J］. The Thoracic and Cardiovascular Surgeon, 2005, 53(5): 261−266.

［11］彭蓉，高建民，吕毅，等. 以临床路径为基础的单病种定价方法研究［J］. 中国卫生质量管理，2010（2）：39−42.

［12］Jackson T. Using Computerised Patient-Level Costing Data for Setting DRG Weights: The Victorian (Australia) Cost Weight Studies［J］. Health Policy, 2001, 56(2): 149−163.

［13］Schreyoegg J , Tiemann O , Busse R . Cost accounting to determine prices: How well do prices reflect costs in the German DRG-system?［J］. health care management science, 2006, 9(3):269−279.

［14］Farnworth M G . A game theoretic model of the relationship between prices and waiting times［J］. Journal of Health Economics, 2003, 22(1): 47−60.

［15］Mark D. Agee, Zane Gates. Lessons from Game Theory about Healthcare System Price Inflation［J］. Applied Health Economics & Health Policy, 11(1): 45−51.

［16］戴伟，马鸣，姚岚，等. 单病种定额付费中定额标准制定的理论研究［J］. 中国卫生经济，2006，26（8）：59−60.

［17］张超群，于丽华，赵颖旭，等. 以病种历史费用为基础的单病种定价方法实证研究［J］. 中国卫生经济，2012，31（8）：39−41.

［18］于丽华，常欢欢，赵颖旭. 我国医疗服务价格项目技术难度和风险程度赋值的设计与应用［J］. 中国卫生经济，2013，32（2）：16−19.

［19］邹俐爱，龙钊. 我国医疗服务按病种定价理论研究［J］. 中国卫生经济，2013，32（11）：60−62.

［20］龙钊，谢金亮，熊瑶，等. 我国医疗服务按病种定价模型的构建与实证分析［J］. 中国卫生经济，2015，34（5）：55−57.

［21］刘飞跃. 我国医疗服务价格动态调整机制构建问题归因及对策研究［J］. 湖南社会科学，2017，（6）：94−101.

［22］杨帆，陈丹，罗增永. 医疗服务价格体系问题分析［J］. 中国医疗管理科学，2017，7（1）：23−27.

［23］张殷然，段利忠，殷丽丽，等. 我国医疗服务定价方式改革策略研

究［J］. 卫生软科学，2010，（5）：82-89.

［24］《推进医疗服务价格改革的意见》（发改价格［2016］1431号）

［25］《关于推进按病种收费工作的通知》（发改价格［2017］68号）

［26］《关于进一步深化基本医疗保险支付方式改革的指导意见》（国办发［2017］55号）

［27］《关于发布医疗保险按病种付费病种推荐目录的通知》（人社厅函［2018］40号）

［28］《关于印发深化医药卫生体制改革2018年下半年重点工作任务的通知》（国办发［2018］83号）

［29］《关于申报按疾病诊断相关分组付费国家试点的通知》（医保办发［2018］23号）

［30］《关于印发按疾病诊断相关分组付费国家试点城市名单的通知》（医保发［2019］34号）

［31］《关于印发疾病诊断相关分组（DRG）付费国家试点技术规范和分组方案的通知》（医保办发［2019］36号）

［32］陕西省医疗保障局、陕西省卫生健康委员会、陕西省财政厅、陕西省市场监督管理局《关于建立健全我省医疗服务价格动态调整机制的通知》（陕医保发［2021］13号）

［33］内蒙古自治区医疗保障局、卫生健康委财政厅、市场监督管理局《关于做好医疗服务价格动态调整工作的实施意见的通知》内医保发［2020］13号

［34］广东省医疗保障局《关于建立公立医疗机构医疗服务价格动态调整机制的指导意见》粤医保规［2020］1号

［35］中华人民共和国国家标准信息技术服务治理 第五部分：数据治理规范

［36］李淑云，卫双国，浅谈医院电子档案管理中5W理论的应用［J］. 智慧健康，2021，（11），41-43.

［37］郭文博，张岚，李元峰等. 医保费用总额控制支付方式的实施效果分析［J］. 中国卫生经济，2012，3.

［38］魏琼焕，杨云滨，唐文韬. 浅析医院实行单病种限价的利弊［J］.

中国医院，2009，9：124-127.

［39］孙庆跃. 医疗保险支付方式改革对费用控制的影响分析［J］. 卫生经济研究，2002，9：18-21.

［40］林晨蕾. 美国 DRGs 支付制度对我国医疗保险支付方式的启示［J］. 中外企业家，2010，10：115-116.

［41］张晓，胡汉辉，张璟，等. 支付制度改革对基金管理不医疗质量影响［J］. 中国医疗保险，2011，10：18-22.

［42］池红梅，何剑. 医疗保险总额预付制对公立医院的影响及对策［J］. 中国现代医药，2014，16（5）：98-102.

［43］Yip Winnie C, Siripen Supkankunti, Jiruth Capitation Payment: The SocialSecurity Scheme of Thailand [EB/OL]. Partnerships for Health Reform Project, Abt Associates, 2001.

［44］朱明君. 德国法定医疗保险费用支付制度［J］. 中国医疗保险，2012，4：67-70.

［45］谢春艳，胡菩联. 我国医疗保险费用支付方式改革的探索不经验［J］. 中国卫生经济，2010，29（5）：27-29.

［46］北京市人力资源和社会保障局，北京市卫生局等《关于开展按病种分组（DRGs）付费试点工作的通知》（京人社医发［2011］207号）

［47］劳佳奇. 新医改下的杭州市基本医疗保险支付方式改革研究［D］. 杭州：浙江财经大学，2014.

［48］杨燕绥. 从数量支付到质量支付是医保的巨大迈步［N］. 中国劳动保障报，2017-07-04（004）.

后记

京都时值金秋，在此辍笔毕书之际，不禁感慨万千，往昔岁月，历历在目。

当年，亦恰逢仲秋，我开始了卫生经济学研究工作生涯，不觉间已经 12 年。在此期间我国经济蓬勃发展，各项事业的改革和发展不断深化；人民对美好生活的向往不断提高，对健康生活的需求不断增强；卫生经济研究也蓬勃欣欣向荣，助力卫生高质量发展。

我一直有个心愿，用专著如实反映研究成果，以答谢各方的支持与厚爱，鞭策自己，激励不断探索，为我国卫生健康贡献智慧和力量，无愧于人生和伟大的新时代。

本书的选题、研究、撰写，本着科学系统、实事求是、积极探索、大胆创新的原则进行。本书力求涵盖研究活动的各个方面，并按照研究思维顺序编排章节，以便于读者较为系统、全面地了解本书的研究过程与成果。

在本书的研究撰写过程中，得到了各方面大力支持。许多参与本书研究的同志不顾工作繁忙、孩子年幼，深度参加本研究的讨论，又参与查找资料、整理数据等工作；相关地区单位的领导和负责同志也及时给予热情的指导。

卫生经济研究内容庞大，医疗服务定价研究也方兴未艾，书本内容只能反映本研究的主要部分，提出了部分解决问题的技术方法。而现实问题纷繁芜杂，同时限于自身的水平，笔者的简著只是管中窥豹，书中难免有不妥之处，敬请专家、读者批评指正。

参加本书研究工作的还有原浩爽、闫亚玲、罗晓英、丁宁、张小涛、谢谦、马巍等同志。

向所有帮助过此研究的有关单位、各位领导和同志们，向默默支持的亲人、朋友们表达最深切的感谢与祝福！

陈颖

2021 年 9 月于北京